Sex Sex Sex

666

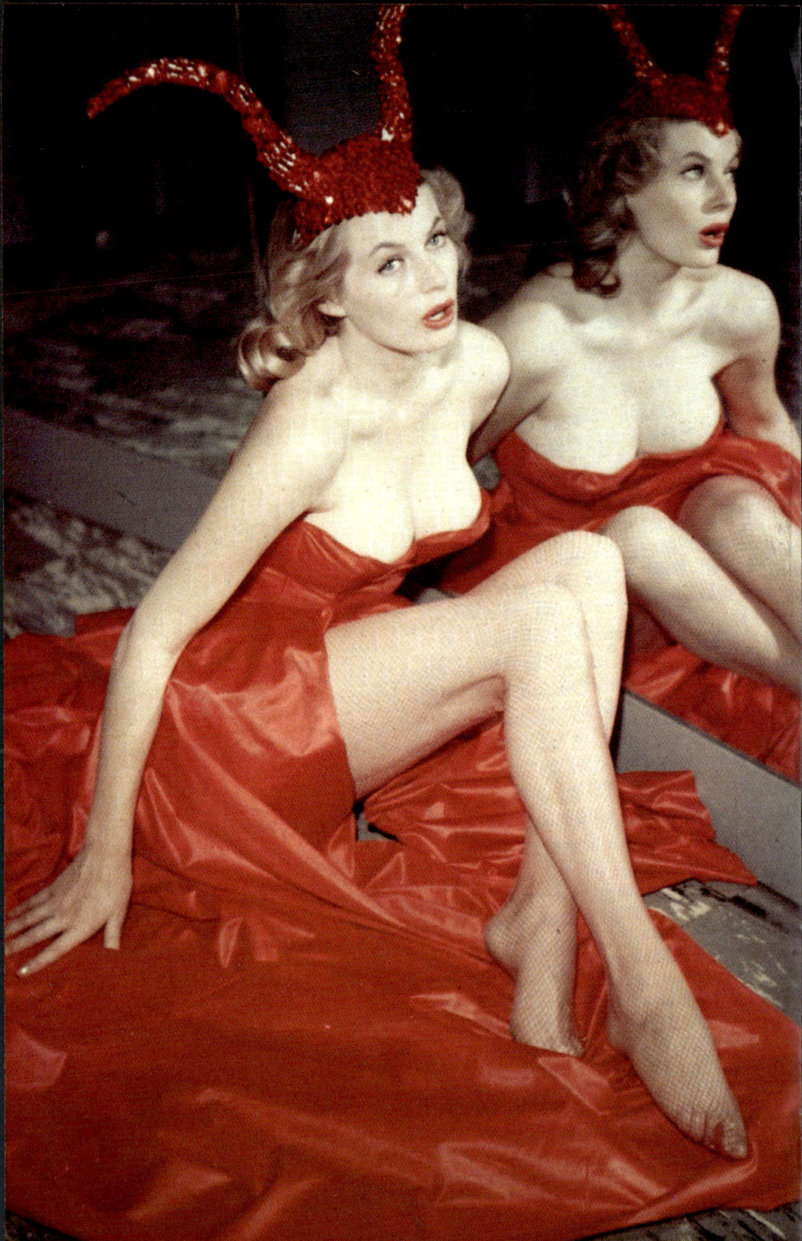

Sex Sex Sex

WIE SIE IM BETT ZUR BESTIE WERDEN

Nicholas D. Satan

Eichborn Verlag in der Bastei Lübbe GmbH & Co. KG

Die englischsprachige Originalausgabe erschien erstmals unter dem Titel »Sex Sex Sex – How to be a Beast in Bed« bei **The Ivy Press** 2012, England

Für die deutschsprachige Ausgabe
© 2012 by Bastei Lübbe GmbH & Co. KG, Köln
Deutsche Textfassung: Edith Beleites
Lektorat: Doris Engelke

Satz: Greiner & Reichel, Köln
Gesetzt aus der Notec Pro

Dieses Buch wurde produziert von
The Ivy Press
210, High Street
Lewes, East Sussex
BN7 2NS, UK
Printed in China

Creative Director: Peter Bridgewater
Publisher: Jason Hook
Author: Andrew Kirk
Senior Editor: Jayne Ansell
Art Director: Wayne Blades
Designer: Clare Barber
Illustrator: Suzanne Barrett
Picture Research: Katie Greenwood

Printed in China
Colour Origination: **The Ivy Press** Reprographics

ISBN 978-3-8479-0002-3

5 4 3 2 1

Sie finden uns im Internet unter www.eichborn.de

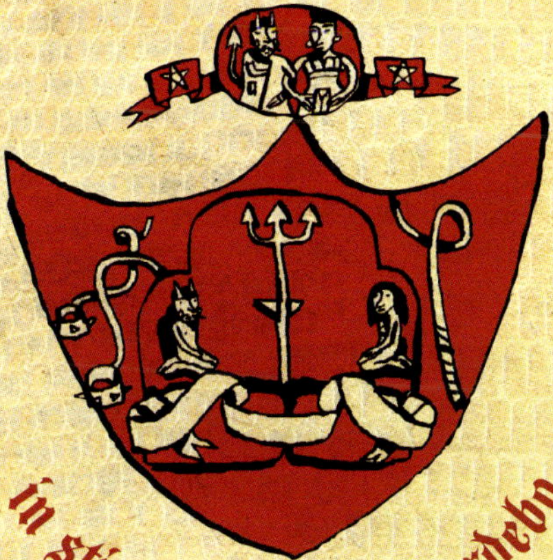

in stimulis minimis ardebo

Schon kleinste Stimuli
entflammen mich.

Inhalt

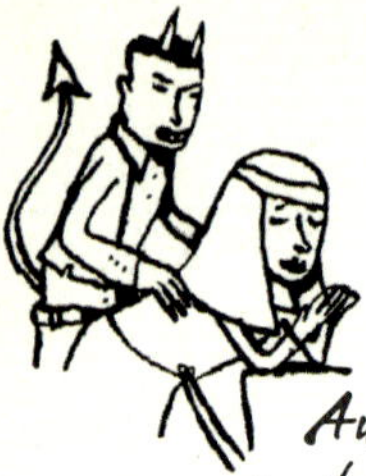

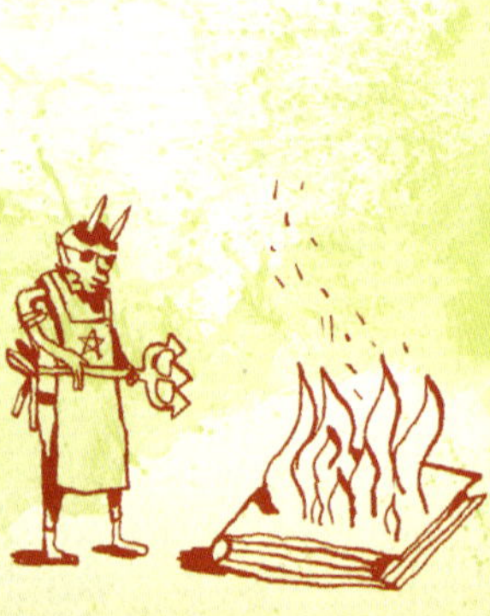

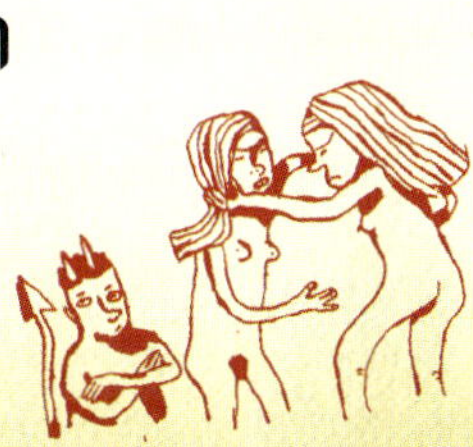

EINFÜHRUNG

Willkommen im Garten der irdischen Lüste, der polymorphen Wonnen und erotomanischen Phantasmagorien diabolisch-libidinöser Extravaganz! Kurz: Willkommen in meinem Reich! Sehen Sie, was ich zu bieten habe. Jahrtausende ungezügelter Erfahrung in den verschiedensten Verkleidungen erwarten Sie. Es kostet Sie praktisch nichts außer Ihrer Seele (und dem Kaufpreis dieses Buches). Vergessen Sie Ihre Ängste, Ihr kleinkariertes Unterscheiden zwischen Gut und Böse. Vergessen Sie Freud, Ihre Eltern und Spaßverderber jeglicher Couleur. »Mach, was du willst«, lautet die Devise. »Und mit wem du willst.« Zuerst führe ich Sie ein in die Kunst der Verführung. Verbreiten Sie gute Schwingungen, bis alles vibriert und Ihnen vor Verzückung die Sinne schwinden. Offenbarung und Erleuchtung erwarten Sie. Ich mache Sie mit den Herren und Herrinnen der Sinnlichkeit und der Literatur bekannt, die meinem Sündenbabel Glanz verleihen. Selbstverständlich bekommen Sie auch praktische Ratschläge und lernen, Ihre Möglichkeiten voll auszureizen. Vor allem aber geht es um Ihr primäres Sexualorgan – das zwischen den Ohren. Ihr Kopf gibt den Weg vor, der Körper folgt dann von allein.

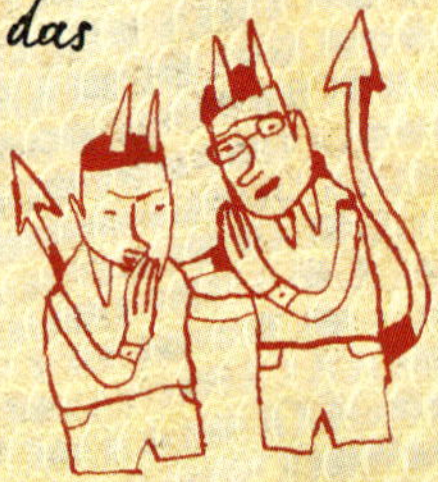

Hier, wie überall, ist Wissen Macht.

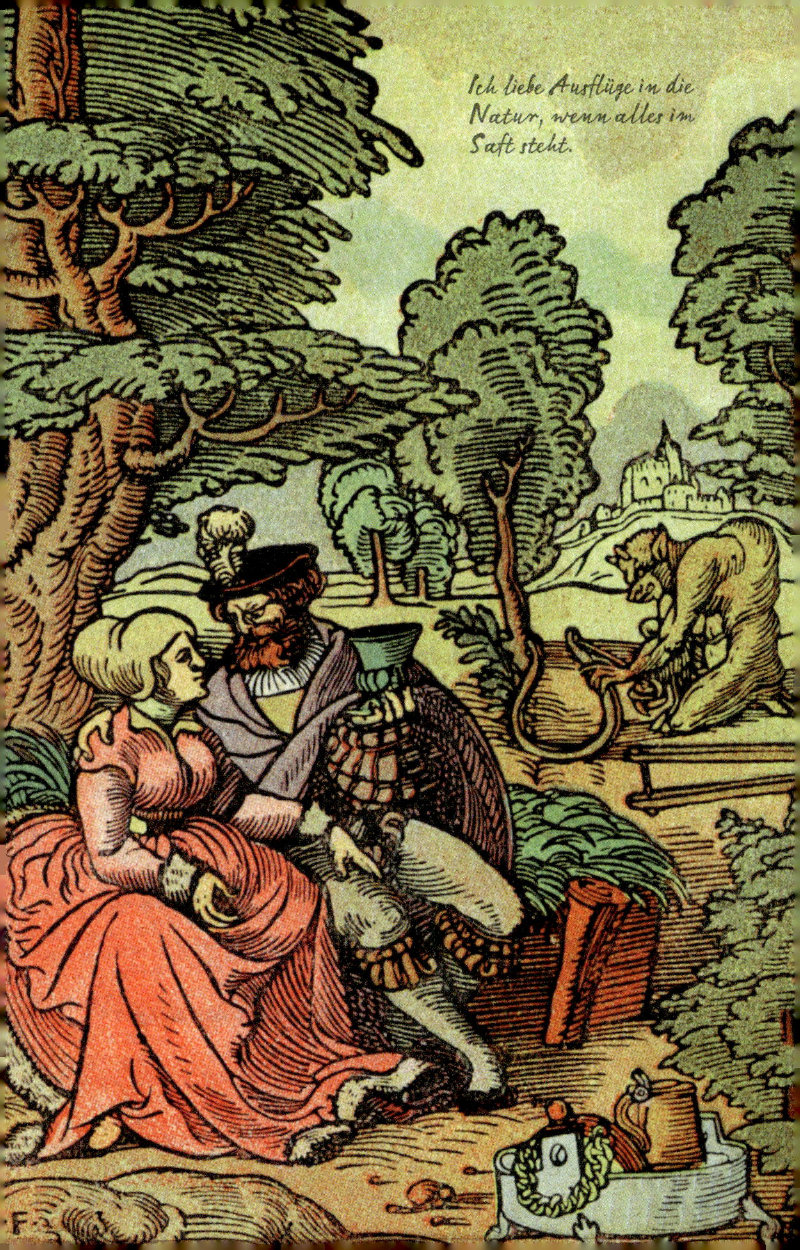
Ich liebe Ausflüge in die Natur, wenn alles im Saft steht.

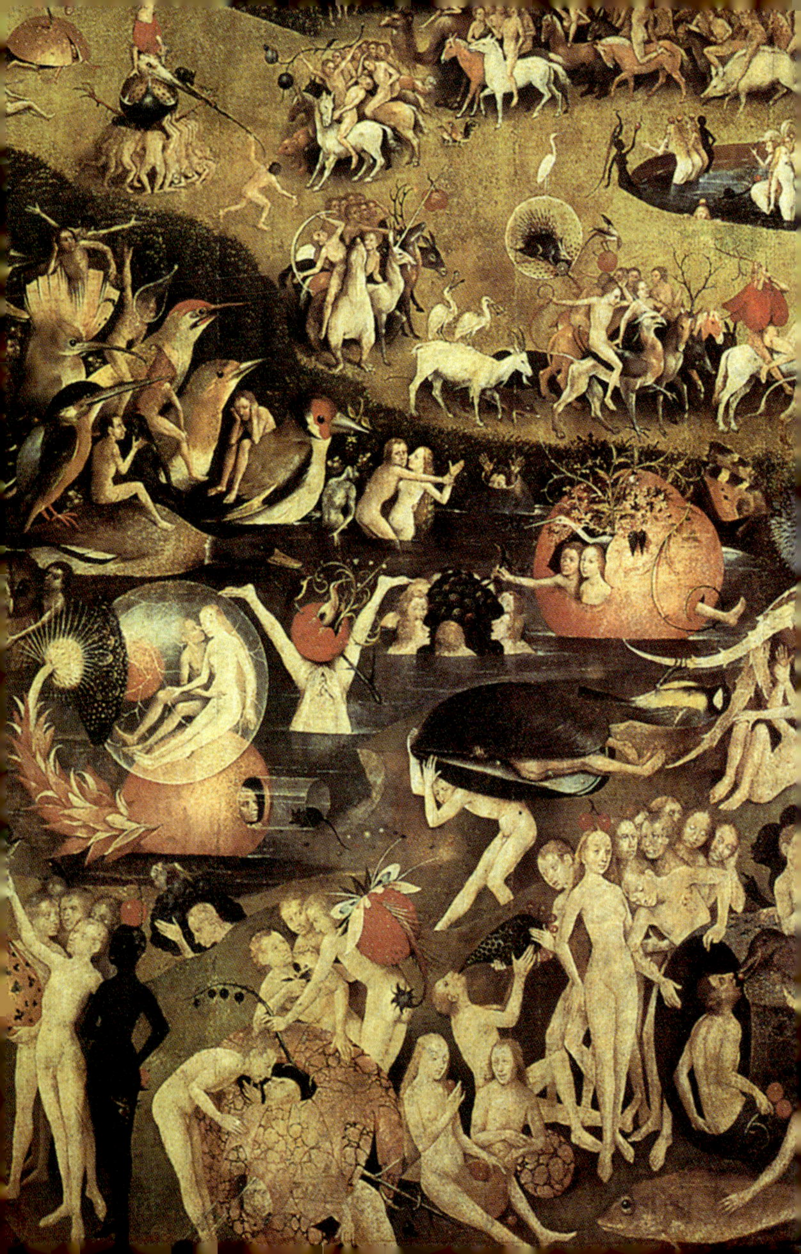

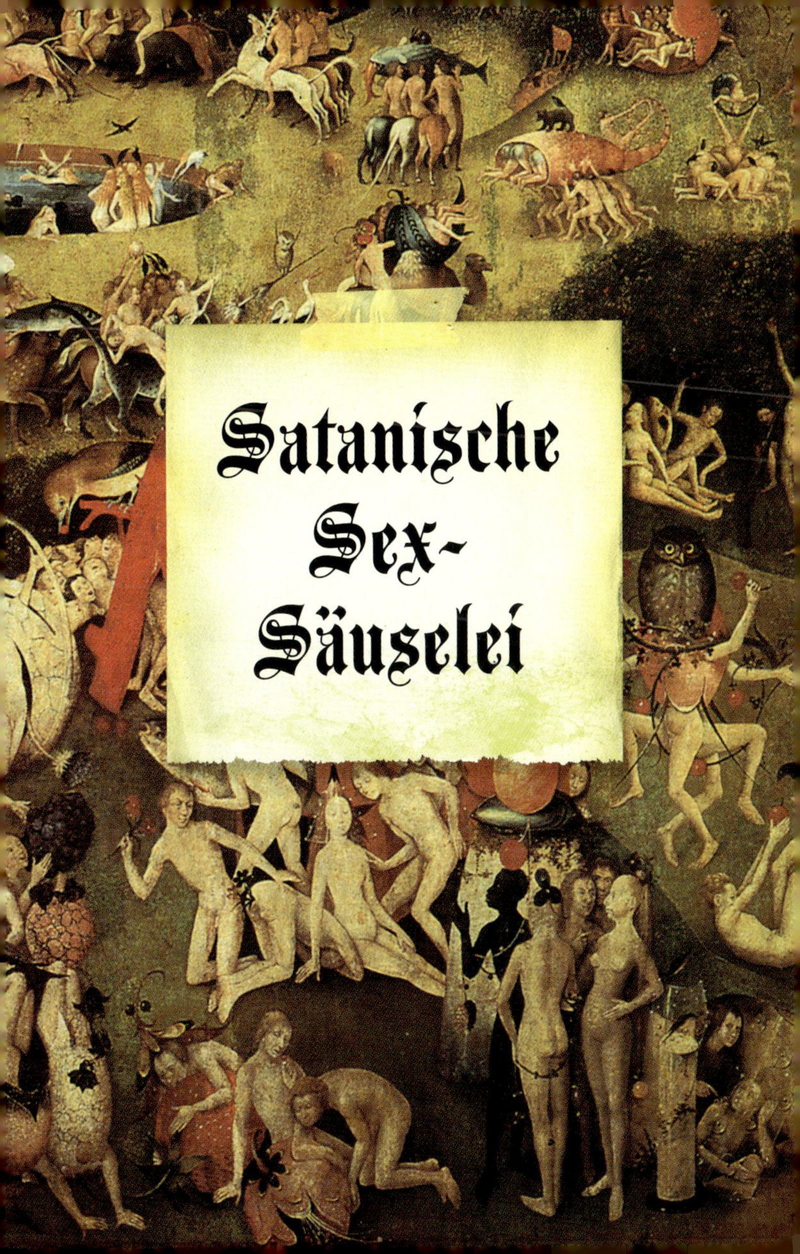

Satanische Sex-Säuselei

VORWORT

Zunächst möchte ich klarstellen, dass ich ein heißblütiger (und glutäugiger) Mann bin. Mit diesem Buch will ich den Macho in meinen männlichen Lesern wachkitzeln. Sollten Sie also auf Hybridautos oder gesunde Ernährung stehen, legen Sie dieses Buch am besten gleich wieder weg – oder lassen Sie sich erleuchten! Ich mag Frauen*, viele Frauen, in allen Größen und Formen, und ich bin nicht Herrscher der Hölle geworden, weil ich ihre Bedenken ernst genommen hätte. Frauen mögen echte Kerle. Vielleicht wollen sie nicht gerade ein Kind von Ihnen, aber alles andere genießen sie in vollen Zügen. Also ran!

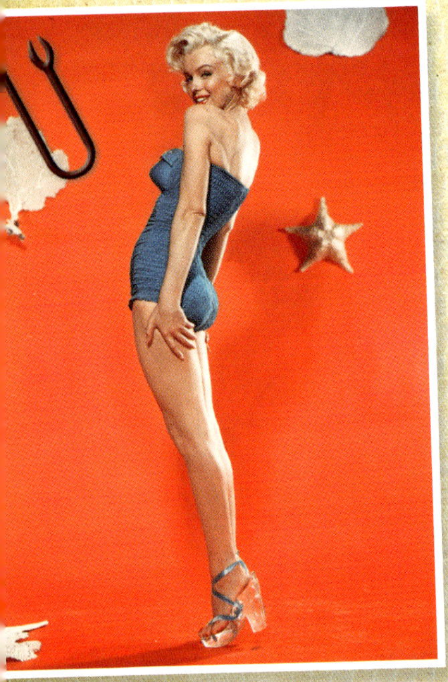

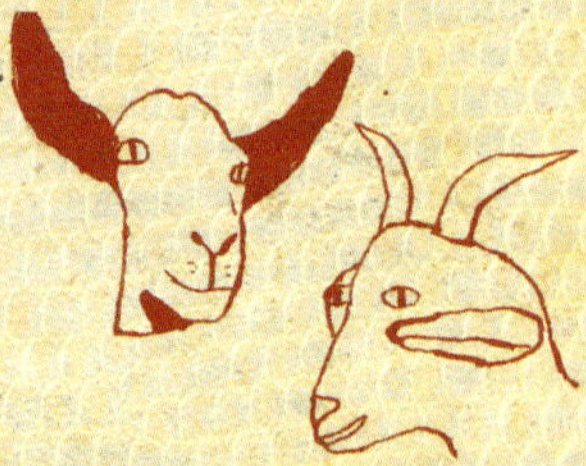

Frauen sind so anders als wir

*Falls keine Ziegen zur Hand sind

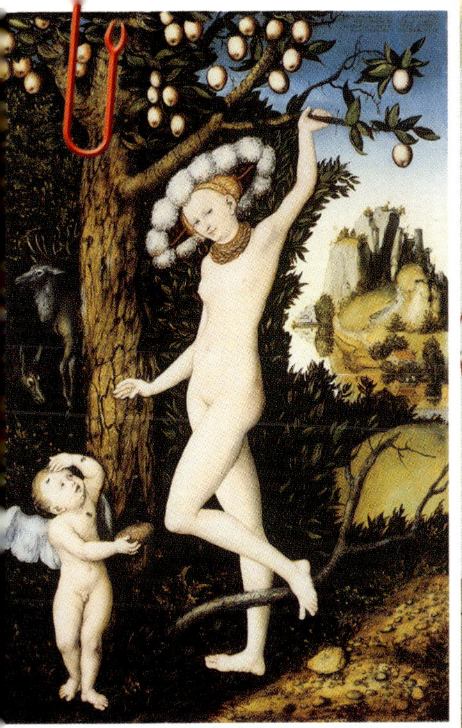

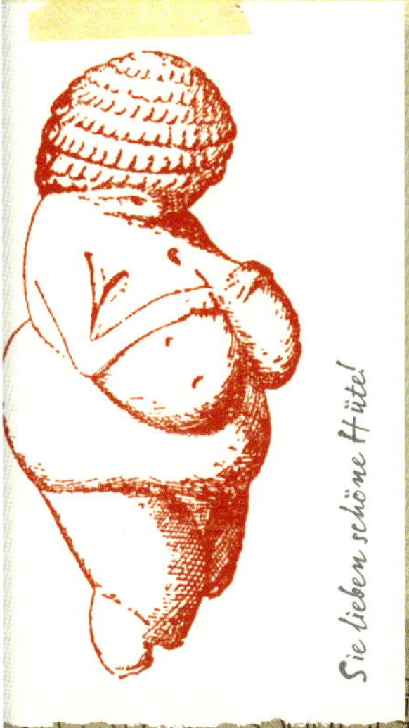

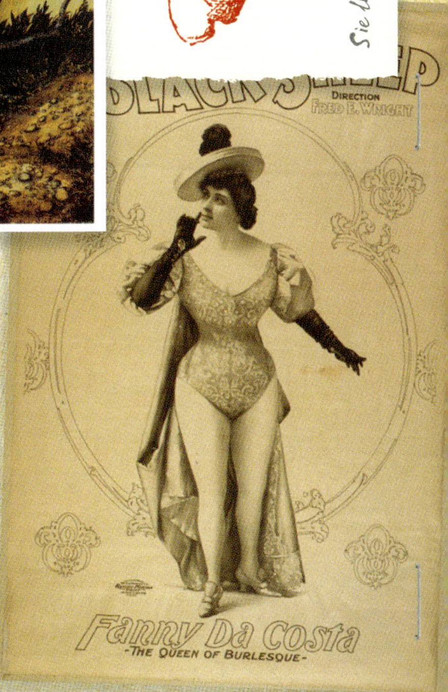

Frauen kennenzulernen, ist nicht schwer. Die Welt ist voll von ihnen, und die meisten wollen einen echten Kerl. Der Trick besteht darin, sie (Plural!) davon zu überzeugen, dass Sie der Richtige sind.

ERKENNE DEINEN FEIND

Die Kunst der Verführung beginnt mit der Wahl der Zielperson. Kennen Sie die Frau schon länger? Haben Sie sie gerade erst getroffen? Ist sie verheiratet? Womöglich mit Ihrem besten Freund? Ist sie Ihre Schwiegermutter? (In dem Fall: Respekt, mein Freund!) Jedenfalls müssen Sie Ihr Vorgehen immer auf die konkrete Situation abstimmen. Wenn Sie die Zielperson jeden Morgen in der Buchhaltung sehen, brauchen Sie ihr nicht den Weltenbummler vorzuspielen, können aber auf Ihre verborgenen Qualitäten hinweisen. Am einfachsten ist es natürlich, wenn Sie neu in der Stadt und einsam sind (jedenfalls für den Anfang).

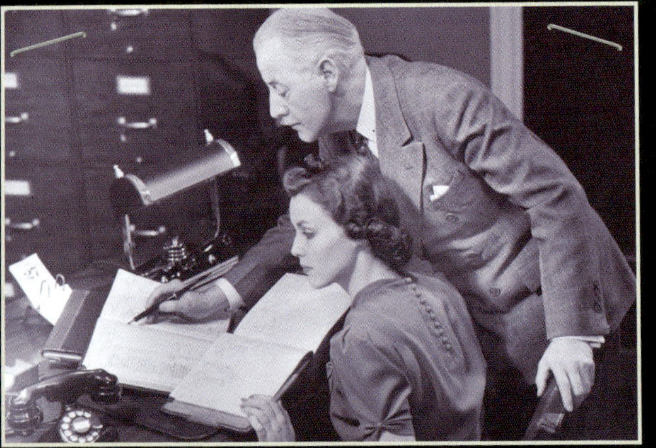

Gezielte Anmache erspart stundenlange Handarbeit.

Ein Wort über Brüste

Brüste sind ein extrem lustspendender Teil der weiblichen Anatomie. Deswegen verdienen sie Beachtung. Aber auch hier ist Timing wichtig. Es kommt nicht gut an, wenn Sie der Dame beim Erstgespräch statt in die Augen ins Dekolletee starren. Natürlich will sie, dass Ihnen ihre Brüste gefallen, aber eher platonisch. Wenn sie über den neuesten Kinofilm spricht, halten Sie also nicht nach der exakten Position ihrer Nippel Ausschau! Grundregel: Augen geradeaus, Kinn hoch und zuhören! Wenn sie sich die Nase pudern geht, können Sie in aller Ruhe ihr Profil betrachten.

ZIELGEBIETE

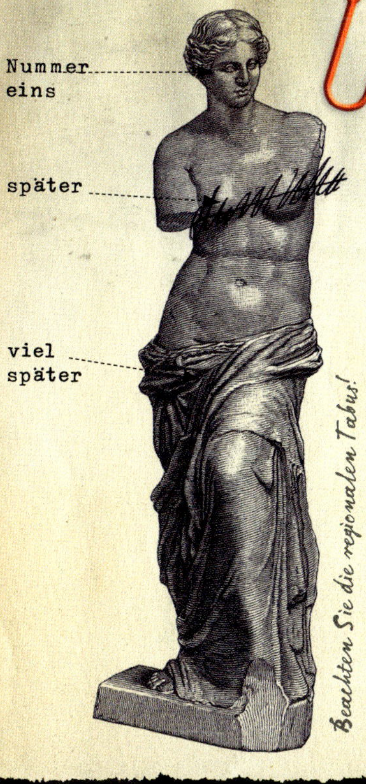
Nummer eins
später
viel später
Beachten Sie die regionalen Tabus!

VERFÜHRUNG VON »UNWILLIGEN«

Es gibt keine Frau, die nicht verführt werden will. Keine! Ob einsam, glücklich verheiratet, gelangweilt, verliebt oder frisch verlassen – keine Frau ist immun gegen den Kick, dass gerade sie Ihre Leidenschaft entfacht. Das liegt in der menschlichen Natur. Sie brauchen die Dame also nur noch davon zu überzeugen, dass sie ebenfalls will. Oder besser: dass sie unbedingt will, während Sie noch andere Optionen hätten.

Sie haben doch sicher von »The Game« gehört, das die amerikanische Westküste vor einigen Jahren im Sturm eroberte. Wer, glauben Sie, hat all die zündenden Anmachsprüche erfunden? Vergessen Sie nicht: Ich habe eine wildfremde Frau, die glücklich mit ihrem Typ im Paradies lebte, davon überzeugt, dass sie Heißhunger auf ein Stück Obst hatte. Da werde ich ja wohl wissen, wie man eine angeschickerte Else nachts um drei in der Bar aus dem Spitzenhöschen quatscht!

Einfach in den Mund damit, es ist köstlich!

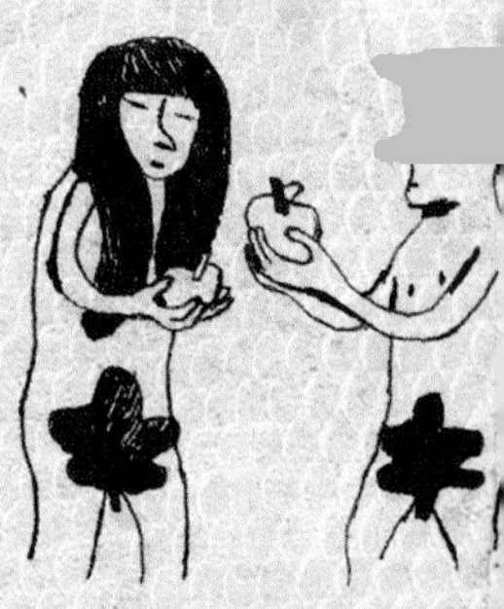

Nur drei Dinge:

I. Jede Frau will verführt werden.
II. Wenn Sie entschlossen sind und meine Regeln beachten, kriegen Sie sie.
III. Wenn Sie sie nicht kriegen, liegt es nicht an ihrer Tugend, sondern ist ihr Fehler.

Das ist alles! ENTTÄUSCHEN SIE MICH NICHT! Sonst kann ich sehr böse werden.

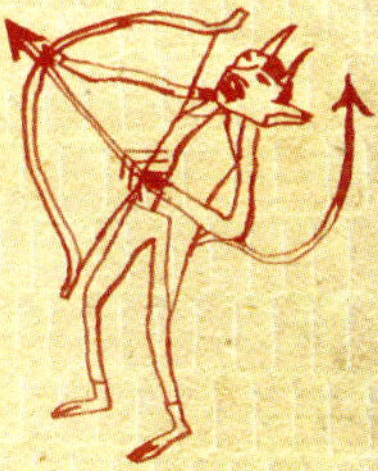

THE GAME

Ich spicke dieses Buch mit Lesetipps. Betrachten Sie es als Hausaufgabe. »The Game« von einem gewissen Herrn Strauss ist besonders erhellend. Der Mann spricht mir aus der Seele. Er gibt Styling-Tipps, die Sie von der grauen Masse abheben, sagt Ihnen, wie Sie auftreten müssen und worauf Frauen abfahren. Ein 12-Punkte-Programm, mit dem auch der Beziehungsmuffel zum Schuss kommt, und ein gelungenes Zeugnis meines Wirkens auf Erden.

PRAKTISCHER NUTZEN *****
LITERARISCHER WERT *
TEUFLISCHKEIT *****

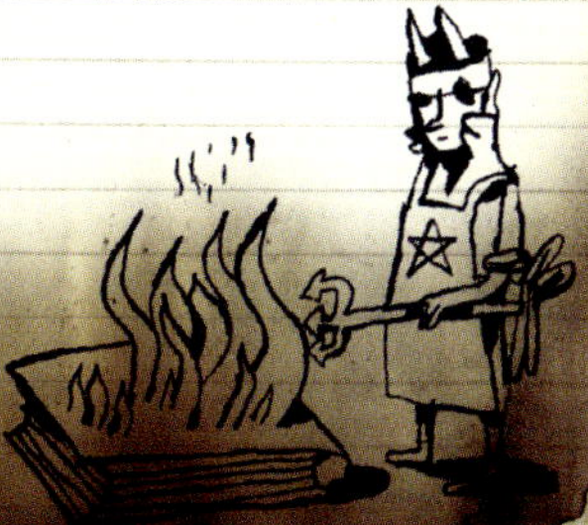

MÄSSIGENDER ZWISCHENRUF

Liebe Leser, die teuflische wunderbare Lilith hat wieder mal meinen Schreibtisch aufgeräumt und den »unerträglich phallozentrischen Macho-Ton« dieses Werks gerügt (Asmodis bewahre uns vor der gebildeten Frau!). Sie verlangt mehr Einfühlung in das »schöne Geschlecht«, wie sie es ausdrückt (was das wohl ist? – Schwule vielleicht?). Lilith macht mir das Leben zur Hölle, wenn sie nicht kriegt, was sie will. Also darf sie ein paar Seiten schreiben – für Frauen, die es satt haben, die Unschuld vom Lande zu spielen. Ich ziehe mich also kurz zurück …

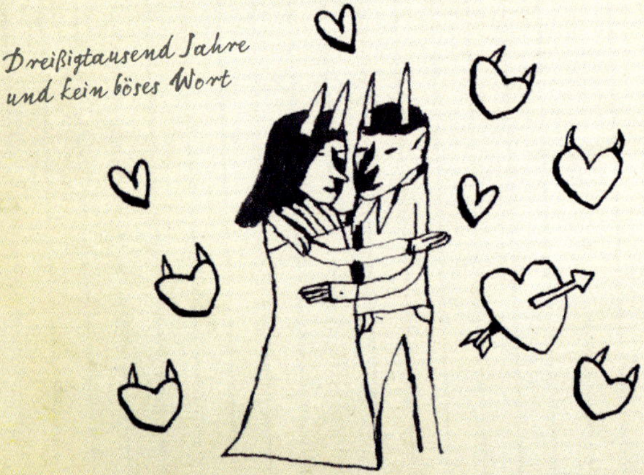

Darf ich mich vorstellen, meine Damen? Lilith, First Lady und Teufelin, Monstermutter etc. pp. Männer fürchten mich seit Jahrtausenden, weil ich Macht über sie habe. Das jüngste Werk meines bocksbeinigen Gatten ist eine gute Idee, weil es zu sündigen Genüssen ermutigt, aber ihm fehlt der weibliche Touch. Das musste (!) er einsehen. Ich werde mich also gelegentlich einschalten, damit auch unsereiner Spaß hat. Natürlich dienen wir gern als Gefäß, aus dem der Mann seine Lust schöpft, während wir unseren eigenen Fantasien nachhängen, aber wir wissen doch, wer die wahre Bestie im Bett ist. Jedenfalls nicht das Tier mit dem Bart.

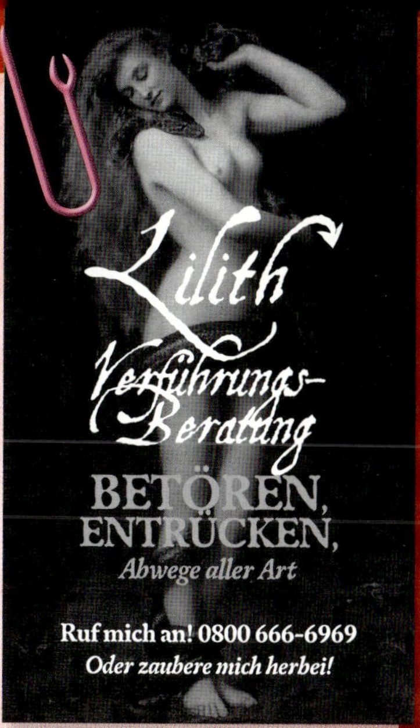

Lilith
Verführungs-Beratung
BETÖREN,
ENTRÜCKEN,
Abwege aller Art
Ruf mich an! 0800 666-6969
Oder zaubere mich herbei!

Ich biete übrigens auch individuelle Beratung an. Meine Visitenkarte finden Sie oben (Mr. Collier war so freundlich, sie anzufertigen, als ich mit ihm fertig war). Rufen Sie mich an – oder versuchen Sie's mit Zauberei.

Lilith

NEUES SPIEL – NEUES GLÜCK

Wenn Sie eine Frau ansprechen, wählen Sie einen Ort, der Ihren intellektuellen Fähigkeiten entspricht, denn Sie werden mit ihr reden müssen. Meiden Sie also eine Kunstgalerie, wenn Sie Rembrandt für den Schauspieler aus Mary Poppins halten. Zunächst gilt es, die Frau mit dem größten Potenzial zu finden.

Dann fangen Sie ein Gespräch an. Greifen Sie etwas Situatives auf (das Fußballspiel, der pastose Farbauftrag des Monets da drüben, die Nasenhaare des Barkeepers). Alles Weitere findet sich. Ich kannte mal einen Mann, bei dem ein »Wie weit gehen Sie beim Sex?« als Einstieg funktionierte, aber der trug eine Augenklappe. Lassen Sie sich was einfallen. Schon ein paar Minuten genügen, um zu erkennen, ob sich die Mühe lohnt. Wenn nicht, ist die Nächste dran.

Werden Sie so schnell wie möglich persönlich, geben Sie z. B. eine Schwäche zu. Sie sind neu in der Stadt und kennen hier niemand. Ihre Mutter ist krank, und Sie besuchen sie regelmäßig. Ihr Bruder ist gerade von seiner Freundin verlassen worden. Letzteres führt meist zu Sex, der beweisen soll, dass nicht alle Frauen herzlose Hexen sind. Schade eigentlich. Ein ungeeignetes Thema sind

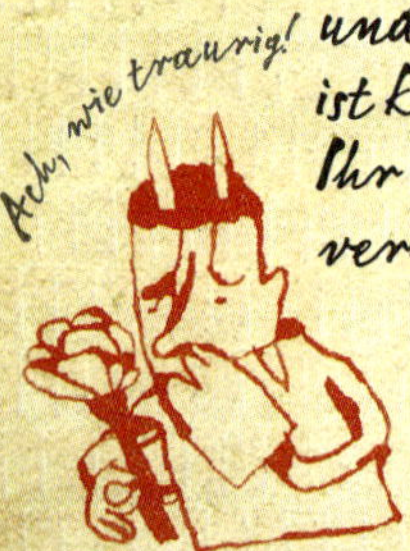

dagegen tote Haustiere. Das bringt Frauen zum Weinen und löst endlose Geschichten über verstorbene Goldhamster etc. aus. Es gibt keine größere Lustbremse als eine erkaltete Muschi.

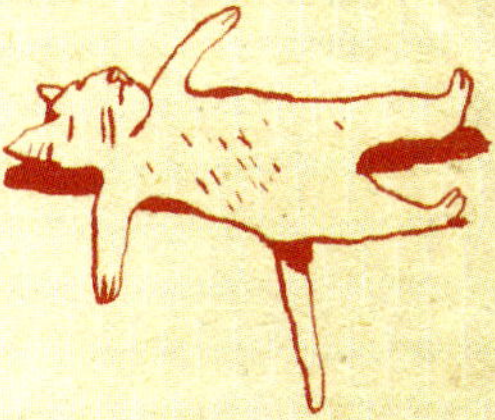

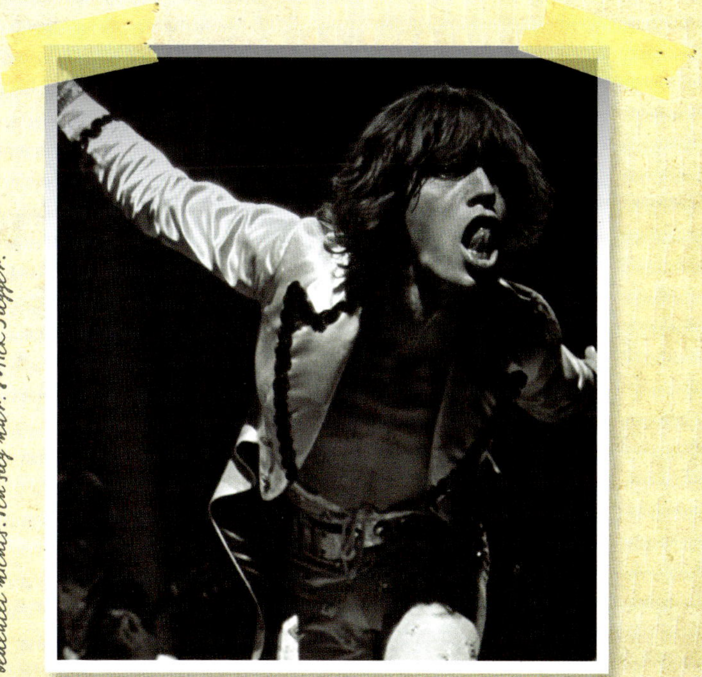

Das A und O jeder Verführung ist die Zunge. Aussehen bedeutet nichts. Ich sag nur: Mick Jagger.

NÄHER RAN!

Sowie das Gespräch in Gang gekommen ist, verringern Sie den Abstand zur Zielperson. Ein Radius von 50 Zentimetern gilt als »private Zone«, in die es einzudringen gilt. Tun Sie es unauffällig! Weicht die Dame zurück, halten Sie inne und reden weiter. Dann versuchen Sie es erneut. Weicht sie wieder zurück, ändern Sie Ihre Pläne.

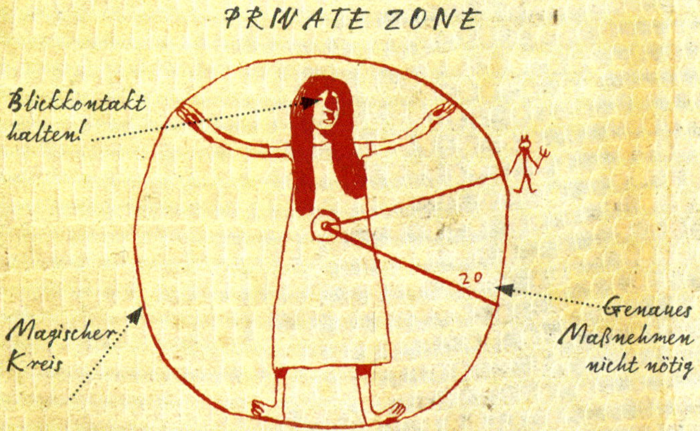
PRIVATE ZONE
Blickkontakt halten!
20
Magischer Kreis
Genaues Maßnehmen nicht nötig

Treffen Sie eine Entscheidung, bevor die Frau mit dem Rücken an der Wand steht, denn wenn es so weit kommt, war all Ihre Mühe umsonst. Sie müssen sich also beeilen. Sollte sie auf Ihre Avancen nicht anspringen, springen Sie besser ab.

Hygiene

Frauen mögen Männer böse, nicht stinkend

MEMO

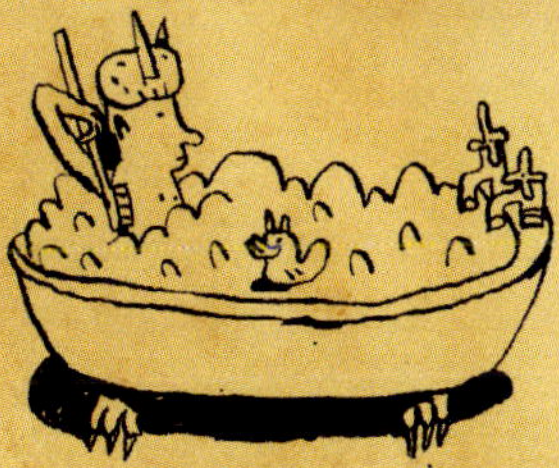

Checkliste

- ❑ FRISCHER ATEM? (Atemspray VOR der Anmache benutzen, nicht WÄHREND!)
- ❑ FRISCHE UNTERWÄSCHE?
- ❑ HAARE, FINGERNÄGEL, OHREN SAUBER?

Alternativ können Sie so leise sprechen, dass die Frau sich vorbeugen muss. Im Idealfall ist das Gedränge so groß, dass Sie sie wie unbeabsichtigt berühren können. Blickkontakt nicht vergessen! Und lächeln! Irgendwann hat sie was im Haar, das Sie freundlicherweise entfernen. Das ist ein wichtiger Teil der Strategie, ein Vorgeschmack auf das, was noch kommt. Das Gespräch dient dem Vertrauensaufbau, die Berührung dem Neugierigmachen.

So subtil spinnen wir unser Netz ...

JUNGFRAUEN

Bah – Jungfrauen! Vor allem die katholische Kirche säuselt über Unbeflecktheit und Reinheit, Lieblichkeit und den Tau der Jugend auf blütenzarter Haut, unschuldige Lippen und so weiter und so fort … Als jemand, der seit Jahrtausenden Jungfrauen defloriert, kann ich nur sagen, dass sie eklatant überschätzt werden. Klar, sie zu erobern, der Erste zu sein … das ist nicht zu verachten, aber sie wissen noch nicht, wie's geht, jammern herum, und hinterher wollen sie einen nicht gehen lassen. Wenn Sie – im Gegensatz zu mir – Mangel an Nachschub haben, halten Sie sich lieber an erfahrenere Gespielinnen … Ziegen zum Beispiel oder Professionelle, mit einem Schild im Fenster »Bei Nässe Rutschgefahr« … Pardon! Das war das andere Buch. Also gut. Nehmen wir Lilith. Sie ist dreißigtausend Jahre alt und immer noch scharf wie eine … Pardon! Bestimmt haben Sie schon gehört, dass eine 45-jährige Frau und ein 17-jähriger Jüngling das ideale Paar sind. Und bestimmt haben Sie es als 17-Jähriger nicht geglaubt. Ich kann nur sagen: Je oller – je doller! Der Jugendkult ist ein absurder Schwindel. Guter Sex ist eine Frage der Reife.

Reife Früchte schmecken besser.

Die »jungfräuliche« Königin! Wer's glaubt ...

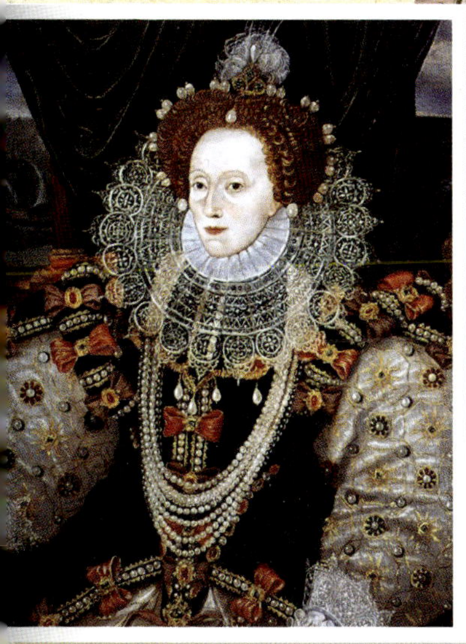

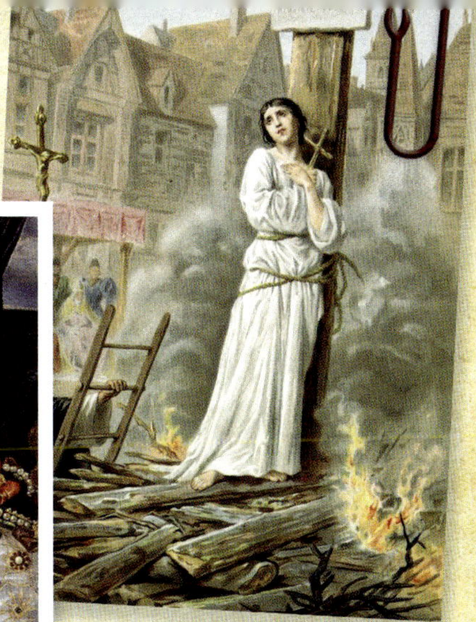

Ich liebe den Geruch einer brennenden Märtyrerin am Morgen!

Danke, Papi!

Nur Mut, Männer! Lasst den geilen Bock raus! Bloß der arme Silvio musste bar bezahlen ...

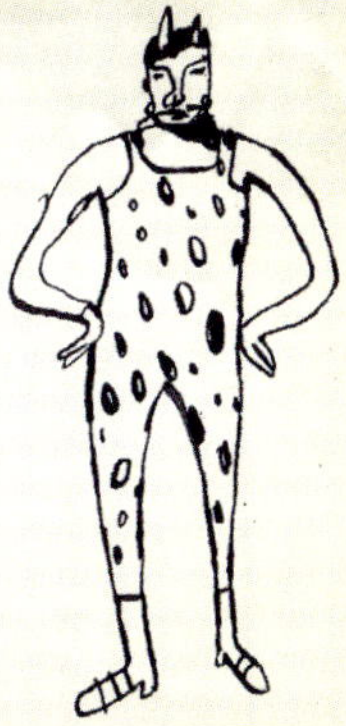

* **Rod Stewart**, Vater mit 66
* **Anthony Quinn**, Vater mit 81
* **Saul Bellow**, Vater mit 84
* **Charlie Chaplin**, Vater mit 73
* **Luciano Pavarotti**, Vater mit 67

ALTMEISTER

Am besten lernt man von Vorbildern. Befassen wir uns also mit einigen Meistern der Verführungskunst:

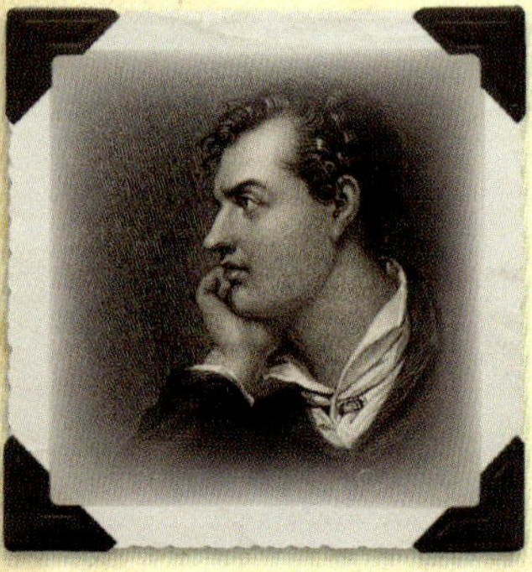

LORD BYRON

George Gordon, 6. Baron Byron, als Adliger geboren und deshalb frei von bürgerlichen Moralvorstellungen. Er hinkte (Mitleidsbonus!) und war ein unersättlicher Abenteurer (sexuell und auch sonst). Mit 36 im Krieg gefallen. Ein wortgewaltiger und erstklassiger Verführer.

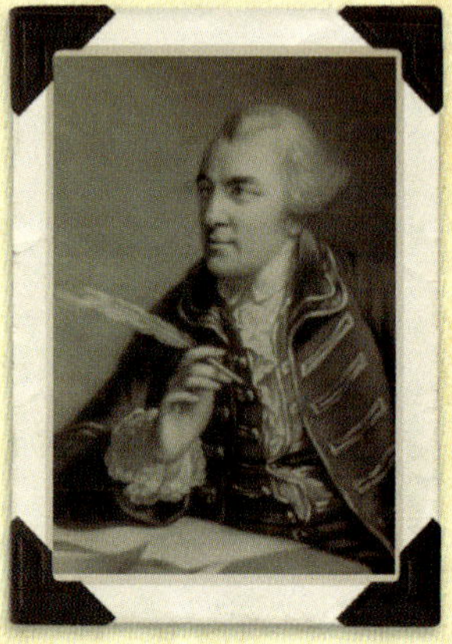

JOHN WILKES

Parlamentarier, Journalist, Pornograph, Poet und Besitzer des nach landläufiger Meinung hässlichsten Gesichts von ganz England. Dennoch behauptete er, »mit einer Viertelstunde Vorsprung jeden anderen Kerl auszustechen, egal, wie gut er aussieht«. Charme geht eben jederzeit vor Schönheit.

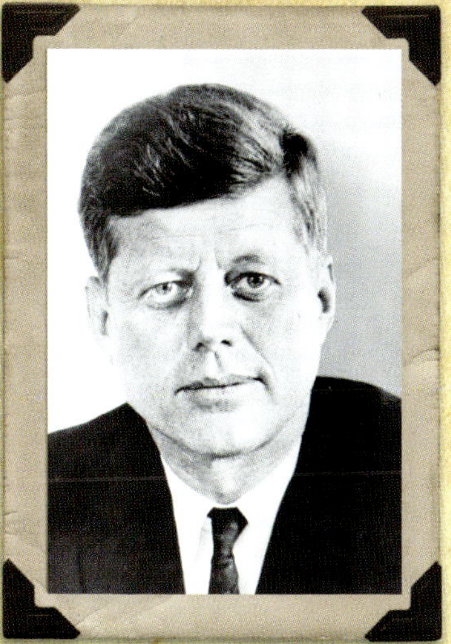

JOHN F. KENNEDY

Bestes Beispiel dafür, dass Macht das beste Aphrodisiakum ist. Sein bekanntestes Betthäschen war Marilyn Monroe – wenn auch nicht die größte Herausforderung seiner Präsidentschaft. Angeblich steigerten Medikamente gegen ein Nierenleiden seine Manneskraft. Ein vorbildliches Mitglied der katholischen Kirche.

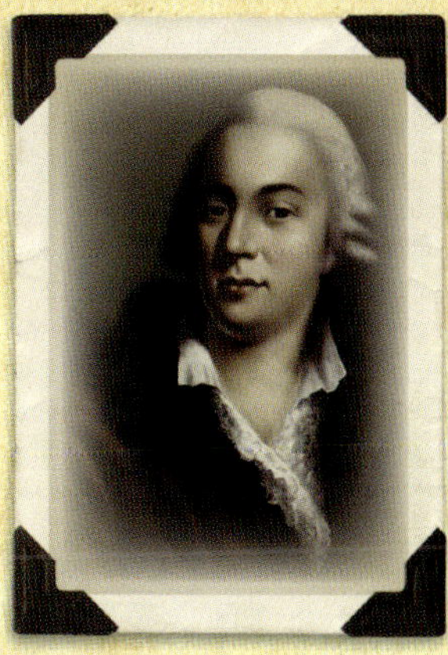

GIACOMO CASANOVA

Anwalt und Schürzenjäger – eine beneidenswerte Kombination. Die Schilderung seiner Eroberungen hat mir fast genauso viel Vergnügen gemacht wie den 116 Damen. Sein Rezept: Finde eine Frau in Nöten, rette sie, genieße ihre Dankbarkeit und reise dann sofort ab. (Bringe nebenbei die Kirche in Verruf!) In seinen Memoiren schreibt er: »Meine Lust zu befriedigen, war stets mein höchster Lebenszweck. Nichts war mir wichtiger.« Junge, Junge …

Er will nur spielen

Ihre Mutter hat Sie bestimmt gewarnt, dass Männer immer nur Das Eine wollen. Tatsächlich sind es eher drei Dinge. Bei Katholiken vier. Aber auch das ist nicht viel und vereinfacht die Sache. Männer sind gesteuert von dem, was sie in der Hose haben. Ich persönlich schätze diese Teile, der Haken ist nur, dass ein Mann daran hängt. Um sein Ego auszuschalten, geben Sie ihm am besten das Gefühl, er sei der Boss. Bis er die Hose runterlässt. Dann übernehmen Sie und machen mit ihm, was Sie wollen. Doch lassen Sie ihm seine Selbstachtung, sonst wird er bockig.

Es gibt auch Ausnahmen, z.B. Männer mit Schlangenlederschuhen, blauem Filzhut oder Rüschenhemd, die in einer Bar Rat erbitten, weil »ein Freund« Beziehungsprobleme hat, über das Rätsel der Sphinx dozieren oder von Hunden erzählen, denen sie Namen von Popstars aus den 80ern geben wollen. Selbstverständlich erwarten diese Männer, dass Sie fasziniert an ihren Lippen hängen und sich ohne Weiteres flachlegen lassen. Solche Männer haben billige *Verführungs-Ratgeber gelesen, und ihre Liebeskünste werden genauso fantasielos sein.

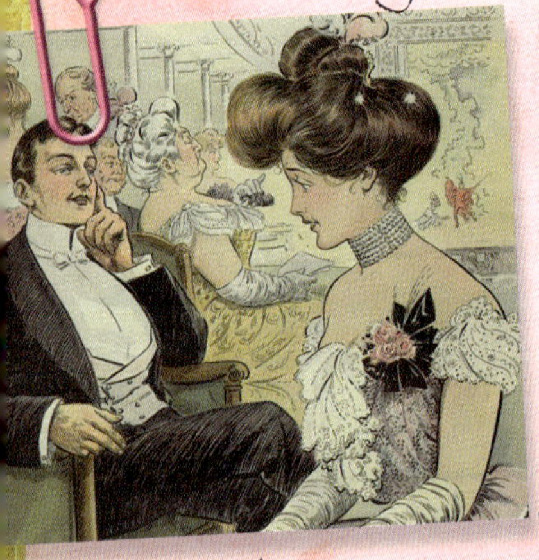

*Vorsicht mit Gecken!

In so einem Fall haben Sie drei Möglichkeiten: 1. Sie fangen an, Latein zu sprechen. Das törnt Männer ab (ist übrigens nicht schwer, früher war es gang und gäbe). 2. Sie machen mit, bis er nach Ihrer Telefonnummer fragt. Dann geben Sie ihm die Nummer eines Arztes für Geschlechtskrankheiten. 3. Sie bleiben stumm wie ein Fisch, starren den Kerl nur an. Wenn ihm der Stoff ausgeht, fragen Sie, ob er ein Glas Wasser möchte.

Latein für alle Fälle

Quanto putas mihi stare hoc horologium manuale?
Diese Armbanduhr war sehr teuer.

Braccae tuae aperiuntur.
Dein Hosenstall ist offen.

Illud iterum dicere potes.
Kann man wohl sagen.

Ecce pactum. Id cape aut id relinque.
Was nun? Ja oder nein?

Capillamentum? Haudquaquam conieci esse.
Ein Fiffi? Na sowas!

Futue te ipsum et caballum tuum!
**** dich ins Knie – dein Pferd dazu!*

Me ineptum! Denuone Latine loquebar?
Ich Dummchen! Habe ich Latein gesprochen?

Lilith

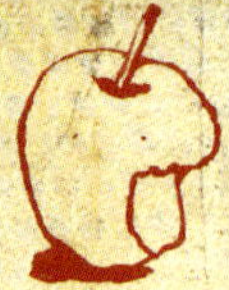

VERBOTENE FRÜCHTE

Der Verdacht, die Kirschen in Nachbars Garten seien süßer, begleitet einen durchs ganze Leben und gilt verschiedenen Früchtchen, unter anderem der Frau des Nachbarn. Warum auch nicht? Ihr Mann ist ein Langweiler, der den Müll rausbringt, in den Fernsehsessel furzt und seine schmutzigen Socken im Badezimmer herumliegen lässt. Sie hingegen stellen schon mal den Champagner kalt, besitzen alle Barry White CDs und jede Menge Geheimnisse.

Schon der alte König David schielte nach der schönen Bathseba, als sie nichts als ein Handtuch und einen Hauch Chanel trug. In null Komma nichts musste ihr Gatte in den Krieg. So hab ich's gern. Heutzutage, mit political correctness und dem ganzen Quatsch, kann ich meinen Klienten nicht mehr raten, ihre Rivalen zu eliminieren, aber das ist auch nicht nötig. Es gibt ja Yogakurse. Donnerstagabends gehen Frauen landauf, landab mit ihrer Gymnastikmatte aus dem Haus und kehren erhitzt und zerzaust zurück, ohne dass es jemanden wundert. Glauben Sie wirklich, dass diese Frauen ihre Abende damit verbringen, in zugigen Gemeindezentren auf einem Bein zu stehen?

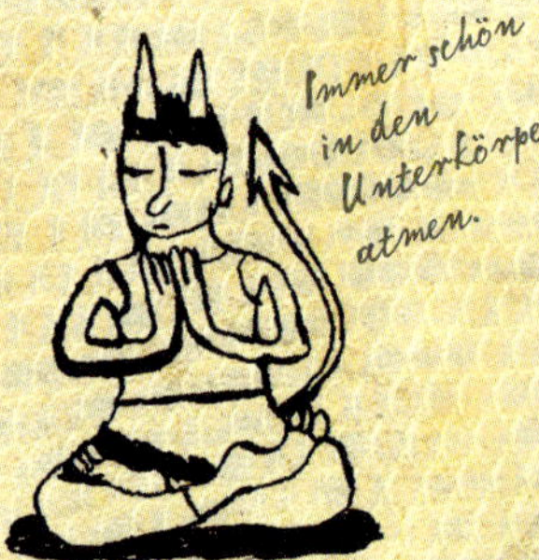

Soll dir jemand den Rücken einseifen? Draußen steht ein Mann mit einer straffen Luffagurke, die er dir gern leihen würde.

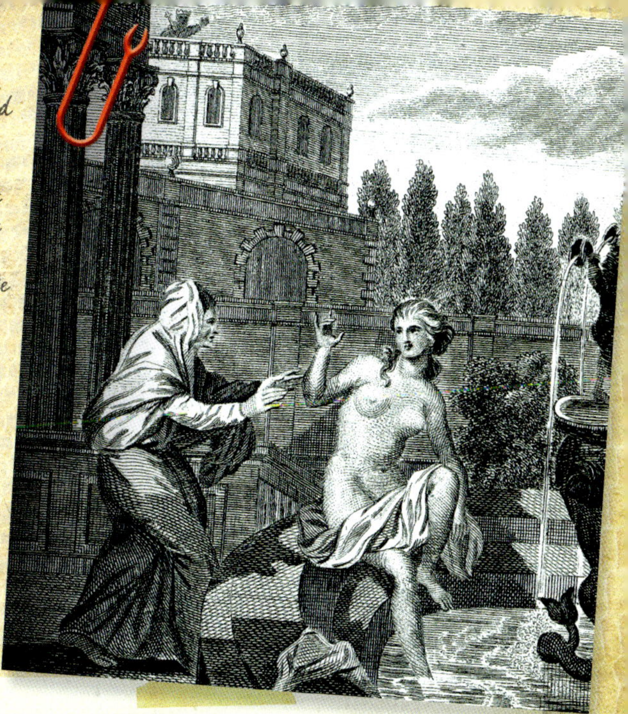

Fallstudie: Die schöne Helena

Man braucht kein Teufelsanbeter zu sein, um auf diesem Gebiet zu glänzen. Denken Sie nur an Helena, Königin von Sparta, die 45 Heiratsanträge ausschlug, ehe sie sich für Menelaos entschied. Das Weichei Paris ist nicht mal in den Krieg gezogen, den Helenas Entführung auslöste, trotzdem ist sie mitgegangen. Wäsche waschen und fernsehen reicht keiner Frau auf Dauer.

DAS LIEBESNEST

Öffnen Sie das Portal zum purpurfarbenen Palast der süßen Sünde (wie J. Keats so treffend sagte, obwohl sein Husten ihn hinderte, seine wilden Fantasien oft in die Tat umzusetzen). Die Luft ist schwer von Moschus und Opiaten, Sturmwolken verdunkeln den Mond, und animalisches Verlangen erhitzt die Kammer. So soll es sein. Leider haben Sie die leeren Pizzaschachteln nicht weggeräumt, und Ihr kaputtes Fahrrad steht im Flur.

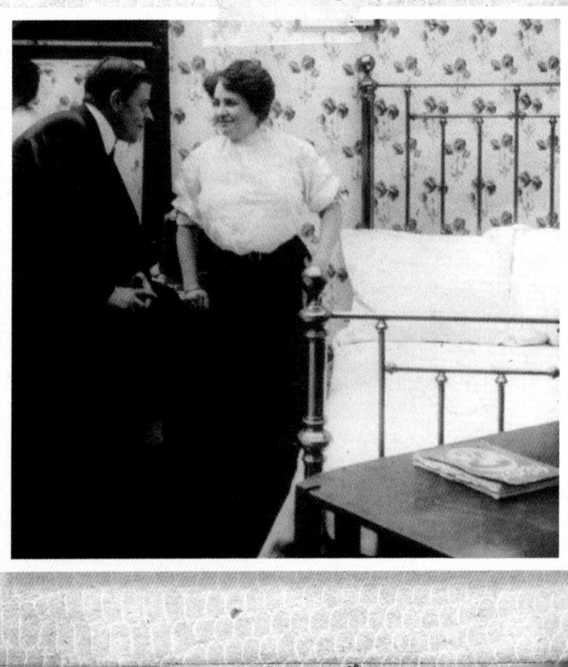

Oh, was für ein schönes Bett! Die Messingknubbel müssen bestimmt oft gewienert werden.

Vorbereitung ist die halbe Miete. Besorgen Sie Kerzen, Räucherstäbchen und andere Stimmungsmacher, und Ihr Mitbewohner muss an dem bewussten Abend seine Mutter besuchen. Bestimmt kennen Sie den Film »Performance«, in dem Mick Jagger und Anita Pallenberg alles für eine teuflisch heiße Nacht vorbereiten. So weit brauchen Sie nicht zu gehen, aber auf drei Dinge müssen Sie achten, wenn Ihr Date nicht in die Hose gehen soll:

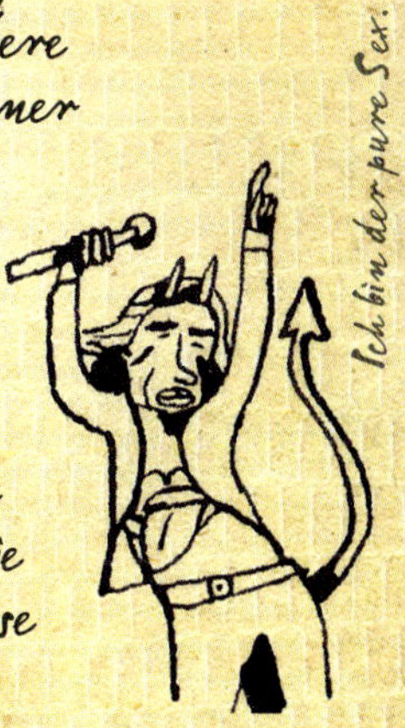

To-Do-Liste

1. **Bettwäsche:** Sie muss sauber sein! Trägt sie Spuren von früheren Eroberungen, können Sie Ihren Luststab verpackt lassen.
2. **Weibliche Unterwäsche:** Sollte nicht herumliegen! Ihr Date weiß ohnehin, dass sie nicht Ihre Einzige ist. Mehr ist nicht nötig.
3. **Toilettenpapier:** Sollte im Bad bereitliegen! Keine Ahnung, warum, aber Frauen sind da eigen.

Jetzt kann es losgehen

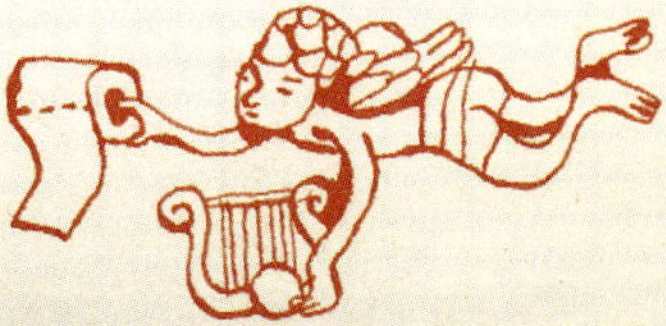

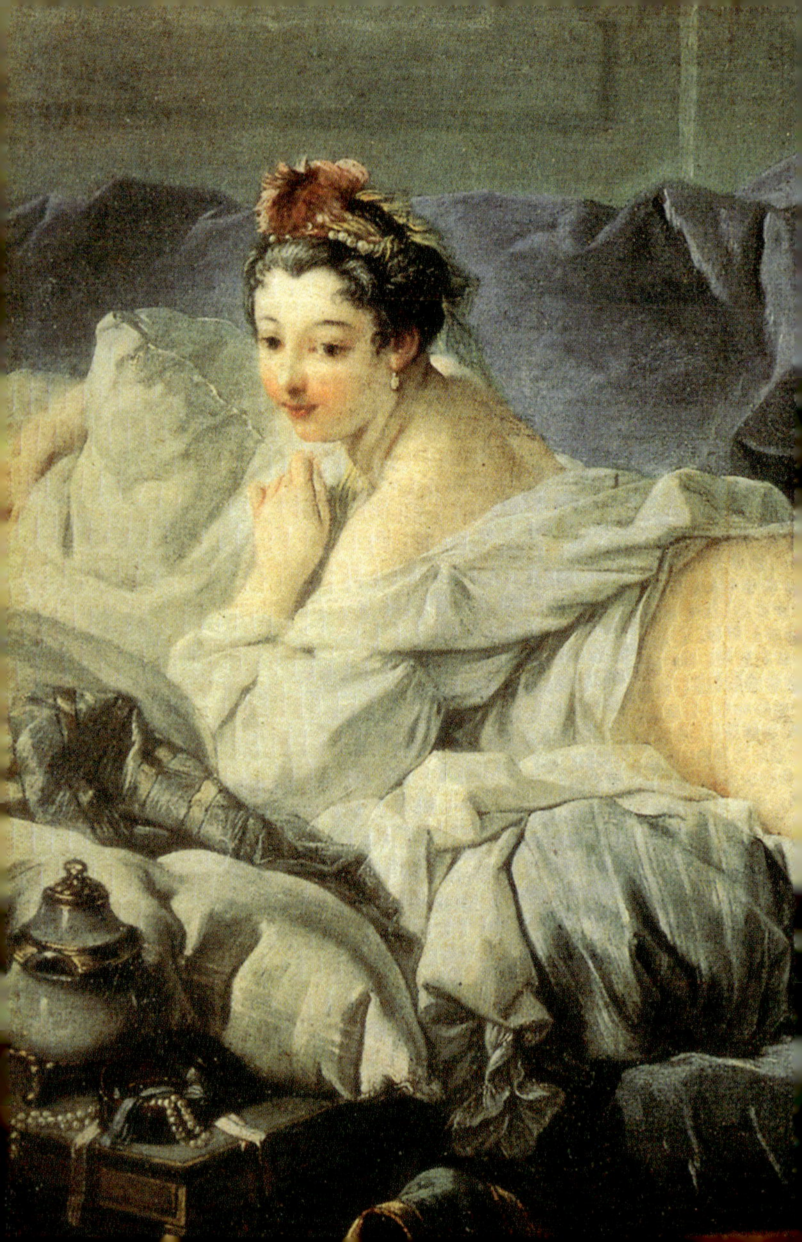

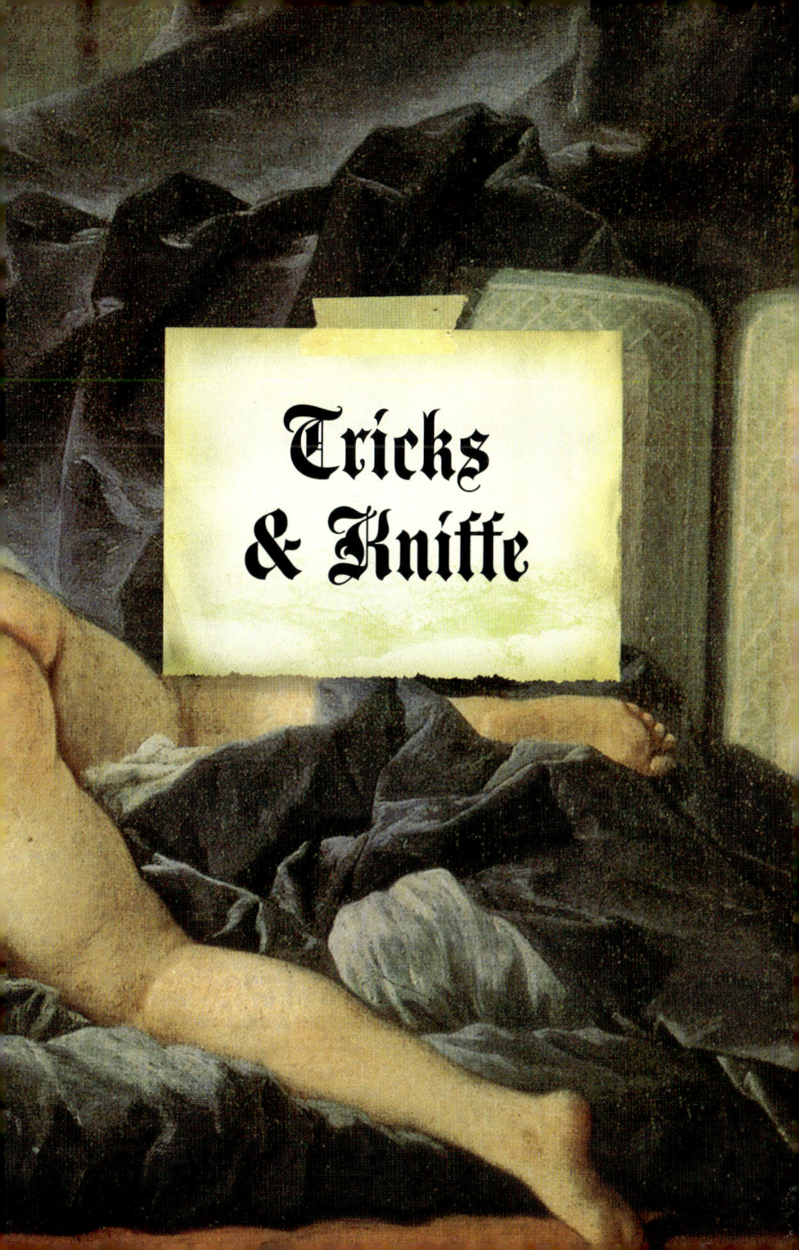
Tricks
& Kniffe

EINEN MADEIRA, MEINE LIEBE?

Der »Teufel« Alkohol. Wie passend! Seit wir hier unten residieren, ebnet er den Weg in die Boudoirs dieser Welt. Er ist die wohl erfolgreichste Erfindung unserer Forschungs- und Entwicklungsabteilung und sabotiert die Absichten von Mr. Heilig ganz gewaltig. Mal ehrlich: Was ist schon gegen ein gutes Tröpfchen einzuwenden? Wenn es um Sex geht, sollte man allerdings wählerisch sein. Bier macht rüde und bläht, Rotwein steigt zu Kopf, Pernod und Cassis führen zu Erbrechen (wenn auch in hübschen Farben).

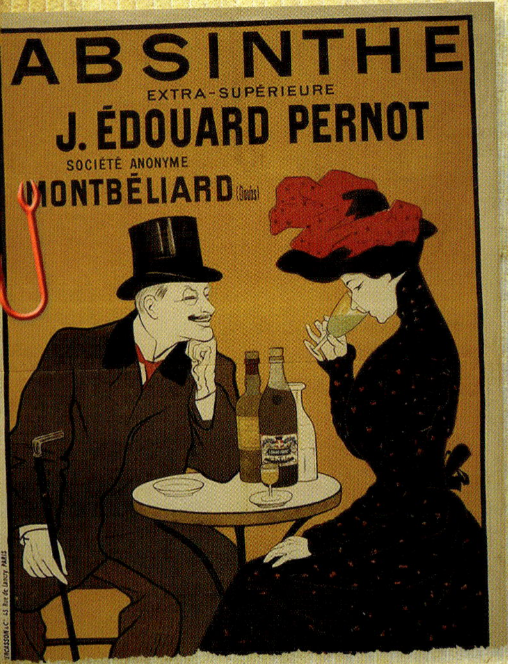

Sie wissen ja: Absinth macht das Gehirn weich.

Jedenfalls sollte man es nicht übertreiben (s. Skizze). Eine kleine Starthilfe ist gut, zu viel legt Sie lahm. Das gilt auch für die Dame, sie soll ja nicht mittendrin einschlafen.

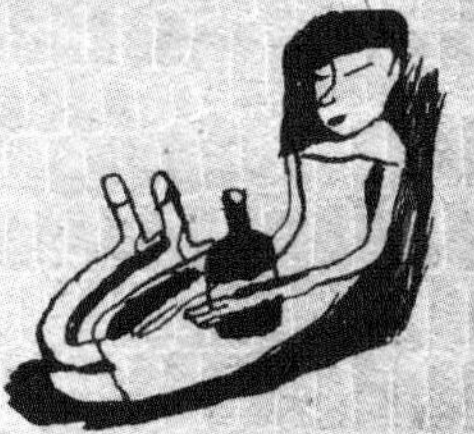

Wenn es nach dem Vorspiel so aussieht, dann Gute Nacht!

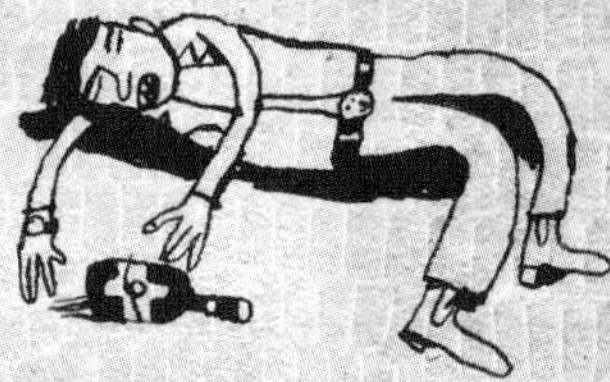

Ideal ist ein Cocktail, aber nicht so ein Quatsch wie Sex on the Beach. Kein Wunder, dass das Böse so einen schlechten Ruf hat, wenn es mit so Vulgärem in Verbindung gebracht wird. Manchmal frage ich mich, wohin das noch führen soll. Aber ein Gimlet ist eine gute Sache: 2 Teile Gin, 1 Teil Limonensaft, viel Eis. Zwei davon – und Sie sind teuflisch gut.

Historisches

Angeblich war GIMLET die Abkürzung für »Groß ist meine Liebe, edle Taube«, als die Menschen noch per Brieftaube kommunizierten. Dieses Buch ist also auch noch bildend.

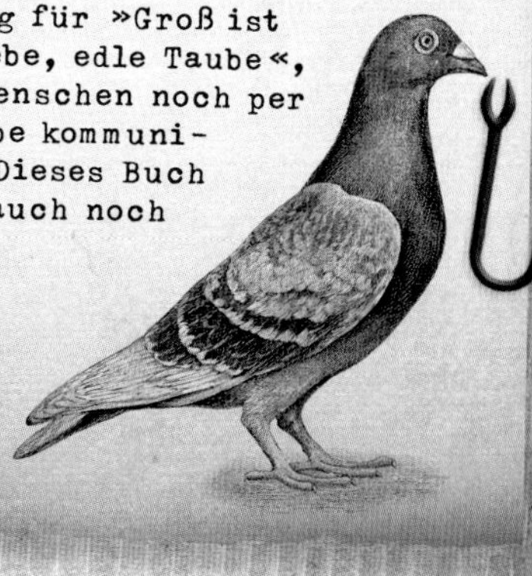

SCHMUSEMUSIK

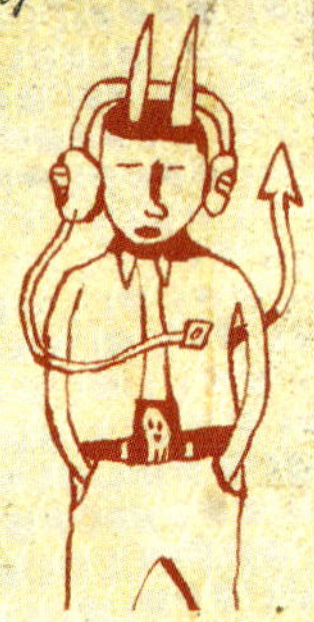

Sonderanfertigung für Gehörnte

Wie jeder weiß, habe ich die großartigsten Songs, aber der DJ der ganzen Welt zu sein, ist langweilig. Neuankömmlinge stürzen sich immer gleich auf meine Plattensammlung. Manche sind unglaublich hochnäsig, vor allem Musikkritiker. Aber die kann ich zum Schweigen bringen, wenn ich ihnen Celine Dion als Endlosschleife androhe. Heute denken viele, Glee sei die Bibel der Popmusik. Ich habe den Hype um die Serie so satt, dass ich die guten Sachen versteckt habe und im Empfang nur noch Blues, Little Richard, Wagner und die Stones spiele. Ich will versuchen, Keith Richards zu uns zu holen. Ich habe schon alles probiert, aber er ist unverwüstlich.

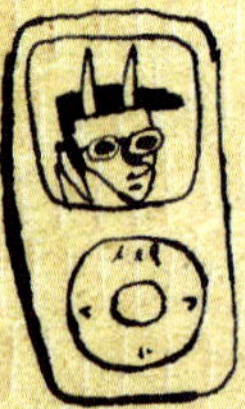

Teuflisch guter Bildschirmschoner, was?

Wenn ich den Groove von Jahrtausenden nicht auf Lager hätte, käme ich meinen teuflischen Pflichten nicht nach. Hier also meine Top Five der Schmusemusik:

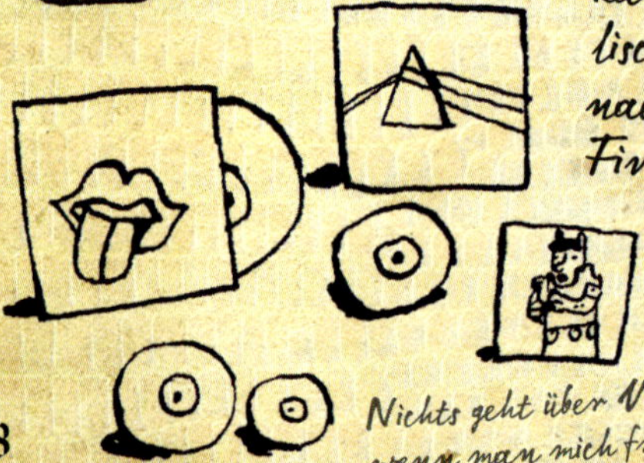

Nichts geht über Vinyl, wenn man mich fragt.

Die ewigen Fünf

I. THE STYLISTICS
Zaaaaart wie Seidenlaken.

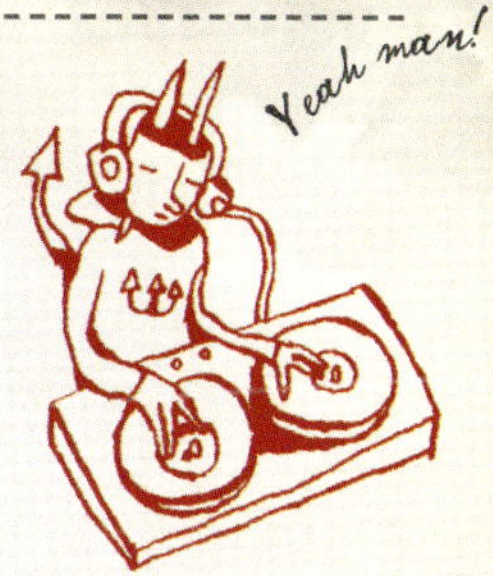

II. MATT MONRO
Nur eine Frau mit Hörgerät kann dem samtenen Sound von »Strangers in the Night« widerstehen.

III. FLEETWOOD MAC
»Gold Dust Woman« erinnert mich an Liliths Stöhnen …

IV. KRAFTWERK
Ich weiß selbst nicht, warum.

V. BEETHOVENS 7. SINFONIE
»Hier ist das klare menschliche Bewusstsein einer zum freudigen Genuss bestimmten Existenz auf eine schöne und verklärende Weise mit der Ahnung des Höheren, Überirdischen verwebt.« Sie werden es nicht glauben, aber seit Wagner bei uns ist, redet er immer wirreres Zeug. Muss wohl an der Hitze liegen.

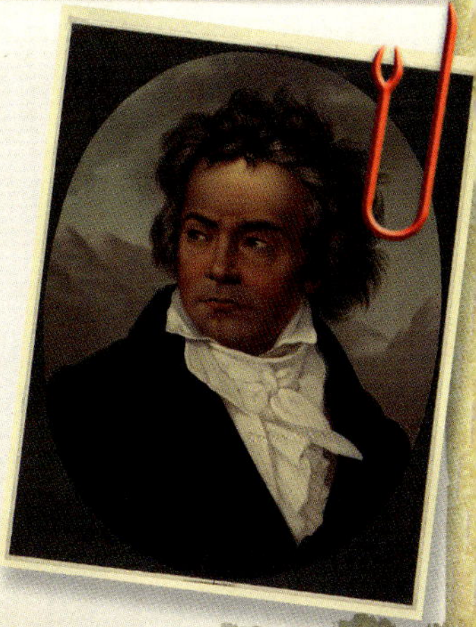

SCHARFE SPEISEN

Vermutlich erwarten Sie wieder eine Hitliste. Safran, Spanische Fliege, Mandeln, Schokolade, Knoblauch, Haken (Haken? vermutlich Hasen), Muskat, Rhinozeroshorn, Lakritz, Spargel, Austern, Honig, Sahne, Trüffeln, Ingwer usw. usf. Ich verrate Ihnen ein Geheimnis: Nichts davon wirkt. Ich sollte das nicht sagen, weil ganze Industriezweige davon leben, dass angeblich drei Kapseln Ginseng Sie zu George Clooney machen (oder Rosemary Clooney, wenn Ihnen das lieber ist). Aber, hey! Wo bleibt der Spaß, wenn der Fürst der Finsternis nix Unpopuläres sagen darf? Euch Menschen all die Jahrtausende in die Irre zu führen, war nicht schwer, da Seine Allerheiligste Heiligkeit euch so schlicht konzipiert hat. Eine Karotte sieht aus wie ein Penis? Dann muss ihr Verzehr ja wohl scharf machen. Eine Feige gleicht einer Vulva? Dann

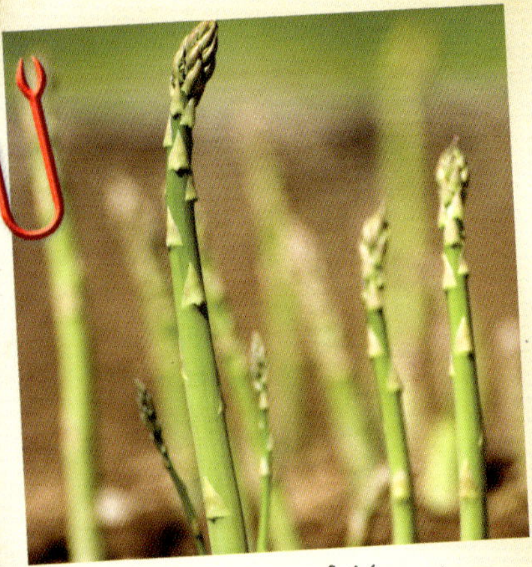

Wenn Sie bei diesem Bild an einen Penis denken, gehören Sie zum Arzt.

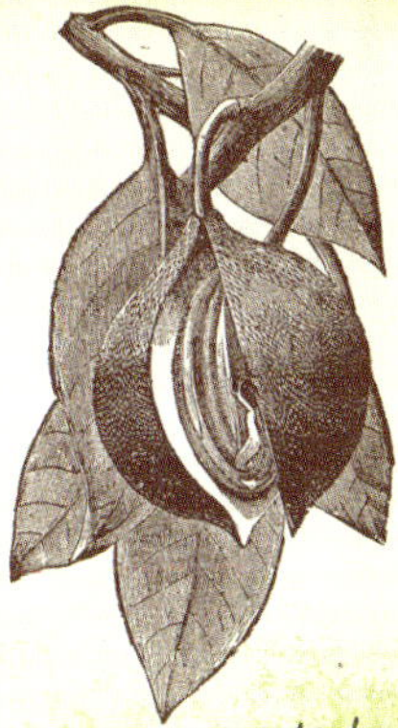

Ein saftiges Früchtchen, reif zum Pflücken. Alles reine Kopfsache!

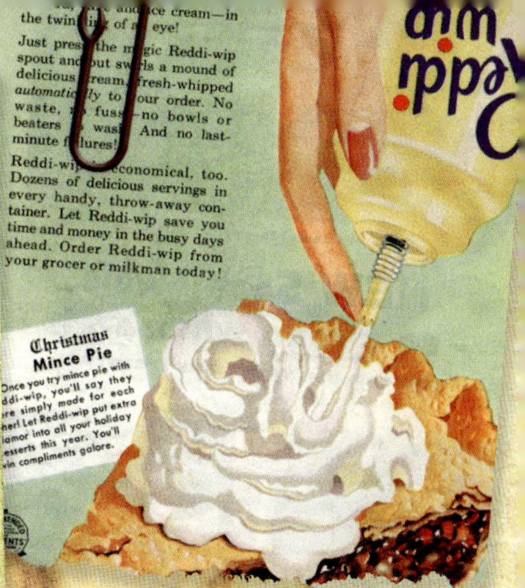

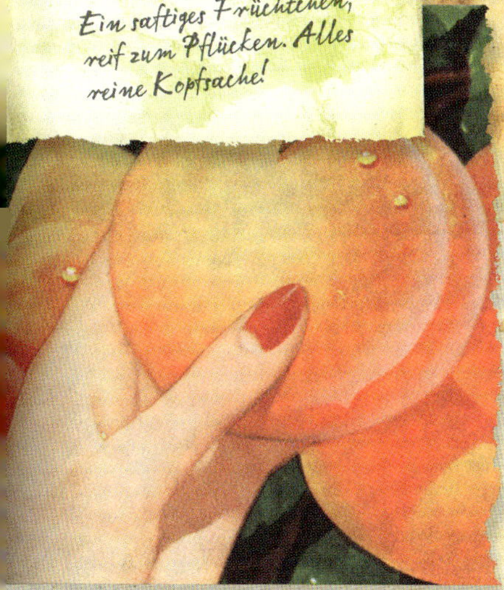

macht sie bestimmt feucht. Geht's noch? Fakt ist: Sie können essen, was Ihnen schmeckt. Ich persönlich habe gern ein Päckchen Ingwerplätzchen am Bett, weil sie einfach lecker sind. Dass ich gut bin, weiß ich auch ohne Wurzelgemüse.

Auch Sie haben so etwas nicht nötig! Essen Sie ein Schinkensandwich, und los geht's!

Erektionshege und -pflege

Der Alte im Himmel hat uns im Kampf der Geschlechter stumpfe Waffen zugeteilt (Schwangerschaft, Geburt und der monatliche Fluch, der die Pharmaindustrie reich macht), aber ein Problem bleibt uns erspart. Folgendes Szenario: Gedimmtes Licht, leise Musik, Reizwäsche liegt auf dem Schlafzimmerboden verstreut, und dann wird plötzlich weich und schlaff, was eben noch fest und stark war. Tja, meine Damen, nichts bringt einen Casanova mehr aus der Fassung, als wenn sein ganzer Stolz aus unerklärlichen Gründen den Dienst quittiert.

Was tun? Mehrere Möglichkeiten. 1. Sie lachen schallend und posten den Zwischenfall auf Facebook. 2. Sie nutzen die Gelegenheit, um weitere unangenehme Wahrheiten loszuwerden. 3. Sie holen Ihren batteriegetriebenen Freund aus dem Nachttisch und erledigen die Sache selbst. Wenn Sie die Situation entschärfen wollen, ist Massage fällig – aber nicht sein Penis ist bedürftig, sondern sein Ego.

Sagen Sie ihm, dass er Ihnen (unabhängig vom Sex) viel bedeutet (es muss ja nicht stimmen). Und dass Sie seine Oberarme bewundert haben, als er Sie letzte

Guter Rat

I. Nicht seufzen, nicht den Kopf schütteln.

II. Nicht fragen, ob das häufig passiert.

III. Nicht ungeduldig auf die Uhr sehen.

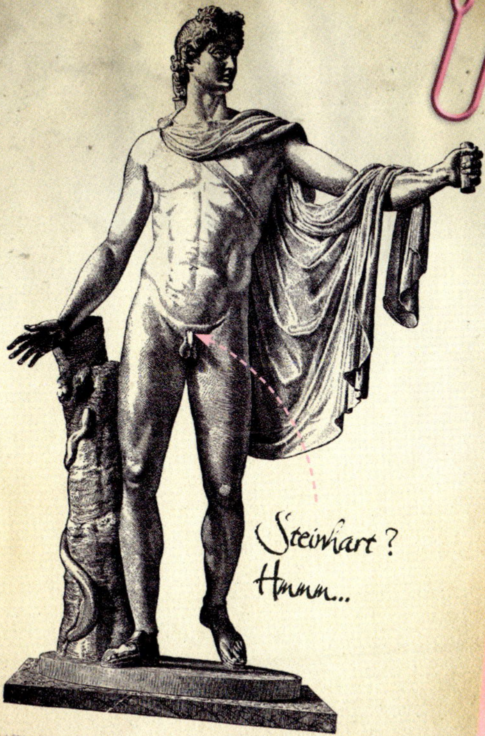

Sieht aus, als sei ihm sehr kalt.

Woche zum Strand gefahren hat. Dass Sie vorgestern Steve gesehen und sich über sein Aussehen erschrocken haben. Alles bitte im Plauderton! Er mag am Boden zerstört sein, Sie jedoch können reichlich Spaß haben mit anderen.

Lilith

BDSM

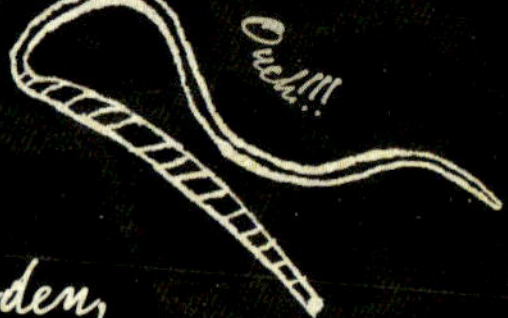

Was ist bloß aus der Welt geworden, wenn selbst Spielarten von »Kinky Sex« kategorisiert und reglementiert werden? Inzwischen gibt es dafür mehr Regeln als in der EU-Richtlinie für die

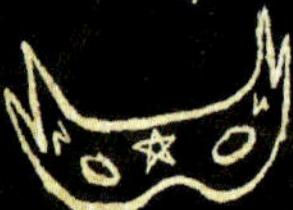

Koordination von Verfahren bei der Zulassung von wassergebundenen Wirtschaftseinheiten im Energie-, Transport- und Postwesen. Es gibt SNF (sicher, nüchtern, freiwillig), RE (risikobewusst, einvernehmlich) und ME (mitfühlend, einvernehmlich). All das muss vorher geklärt werden, damit jeder jederzeit im Bilde ist, allen Interessen Rechnung getragen und ethisch-moralisch-emotionale Chancengleichheit hergestellt wird. Selbst leichte Hiebe auf den Po brauchen heutzutage den »Genehmigt«-Stempel.

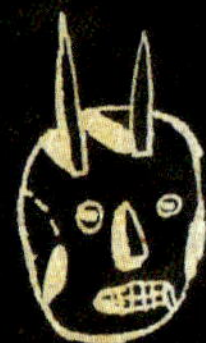

Bis Sie die Einverständniserklärung ausgefüllt haben, wissen Sie nicht mehr, was Sie eigentlich wollten.

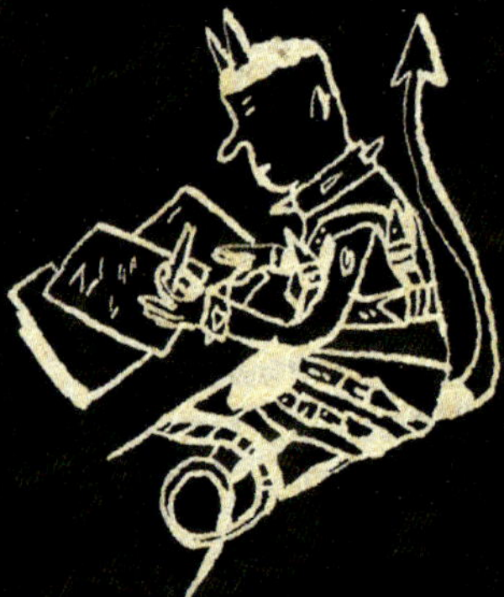

PHILOSOPHIE IM BOUDOIR

In dieser wenig aufregenden Geschichte von Sodomie und Fesseln führen Dolmancé und Madame de Saint-Ange die 15-jährige Eugenie in verschiedene Fleischeslüste ein. So viele sind es eigentlich nicht, denn der Anus avanciert schnell zum Lieblingsort. Parallel wird ein Diskurs über den Freiheitsdrang des französischen Volkes geführt. Mein getreuer Diener, der Marquis de Sade, macht aus dem Streben nach Sinneslust ein politisches Kredo. Typisch französisch! Alles ist bitter ernst: das Essen, die Sprache, verschleierte Frauen, Sodomie. Allem Enthusiasmus, den der Marquis in sein Werk legt, zum Trotz, sind seine Bücher ein bisschen trocken. Er behauptet, sein Buch Justine könne »selbst den Teufel bekehren«. Das stimmt vielleicht sogar ... nur habe ich es nie zu Ende gelesen ...

PRAKTISCHER NUTZEN ***

LITERARISCHER WERT *

TEUFLISCHKEIT ****

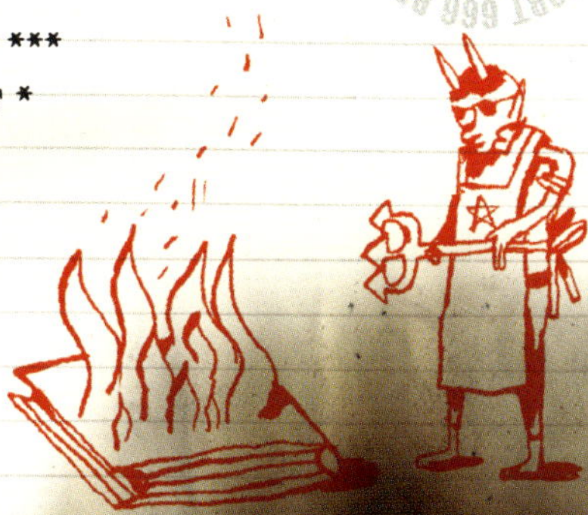

ORGIEN

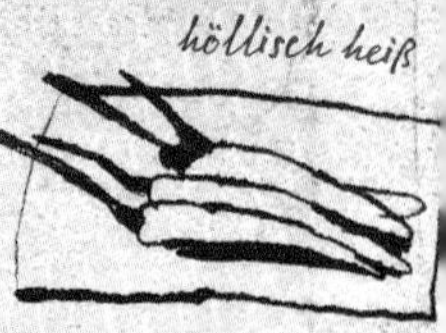

Früher war die Organisation einer Orgie eine Höllenarbeit. Bis man allen Bescheid gesagt hatte, konnten Tage vergehen. Dann galt es, Konkubinen, Tänzerinnen und Eunuchen als Mundschenke zu besorgen. Kein Wunder, dass dieser Spaß mit dem Römischen Reich untergegangen ist (außer in Kalifornien und Ruislip, Westlondon). Modernes Social Networking macht ein Revival dieser schönen Tradition nun aber wieder möglich. Sie posten Ort und Datum, und – zack – stehen Ihre 800 Twitter-Freunde auf der Matte.

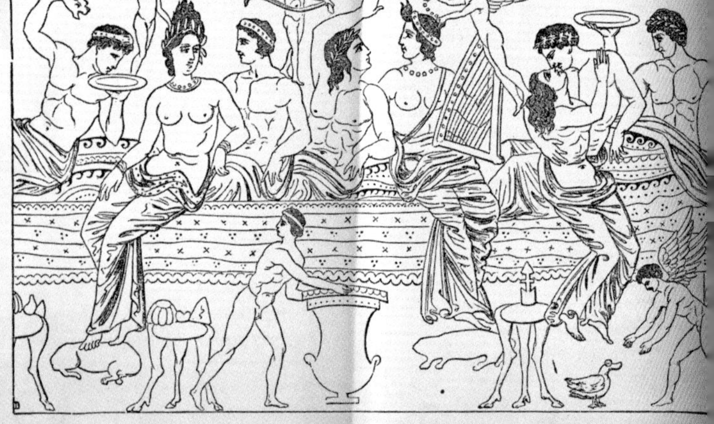

Bei Orgien ist das Catering sehr wichtig. Multiorgasmische Aktivitäten kosten viel Kraft, und ein plötzliches Absinken des Blutzuckerspiegels lässt auch alles andere sinken. Ideal ist Fingerfood, das man einhändig zu sich nehmen kann. Dips eignen sich als Ergänzung. Lilith und ich tischen bei unseren Orgien oft leckeres Schweinefleisch mit Zitronengras auf. Auf persönliche Anfrage geben wir Ihnen das Rezept gern.

WANTED

Geiler Er sucht heiße Truppe für höllische Action. Antw. Chiffre 69 o. Tel. 666

Sie planen eine Orgie? Wir catern gern. Leichtes Buffet oder lukullisches Mahl – Sie nennen die Zahl der Gäste und haben freie Hand für Wichtigeres.
SMS an Nigella, 54637

Warnung

Keine Zahnstocher.

Keine Schokolade! Sie ruiniert den Teppich.

Kein Chili! Klar, manche mögen's scharf. Aber selbst ich sehe ein, dass Chilisauce am Finger nichts für die empfindlicheren Körperöffnungen ist.

MEMO

PELZ

Ja, ich weiß, wir tragen keinen Pelz mehr, weil es imperialistisch, barbarisch und grausam gegen Tiere ist. (Als ob es denen was ausmachte! Die sind doch längst tot, wenn man ihre Ausgehuniform spazieren trägt. Außerdem schenkt jedes edle Tier den Menschen bestimmt gern auch nach dem Ableben noch Freude.) Doch lassen wir das. Stellen Sie sich lieber vor, wie wunderbar sich ein weicher Zobel, ein luxuriöser Hermelin auf der nackten Haut an-

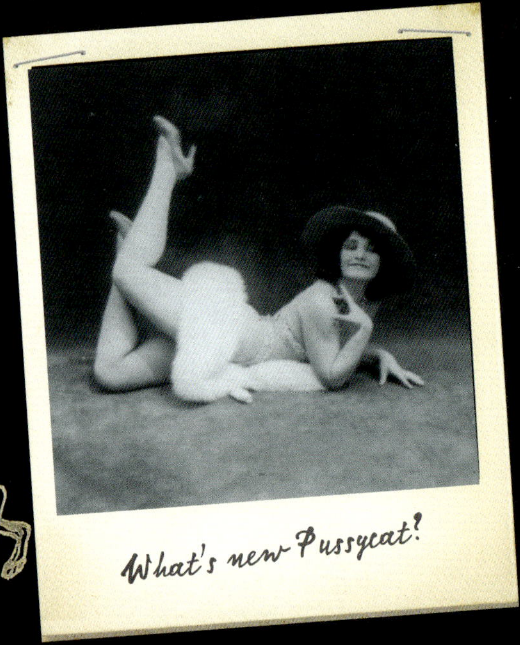

What's new Pussycat?

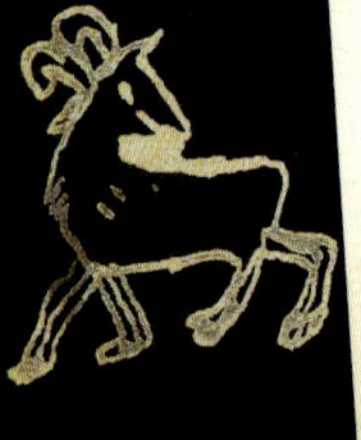

fühlt, und wie zauberhaft ein dunkler Pelz weiße Haut umhüllt. Denken Sie an die Wärme, den Geruch und das sanfte Streicheln auf der Haut! Animalischer Magnetismus pulsiert in jeder Faser, es gibt einfach nichts Erotischeres (außer einem echten Tier, einer hübschen Ziege vielleicht). Meiden Sie jedoch Kunstpelz. Er ist billig, hässlich und elektrisiert allenfalls ihr Haar.

VENUS IM PELZ

Haute couture trifft Peitschenszene in diesem supersinnlichen Klassiker zeitweise indizierter Erotika. Das Beste: Es ist die wahre Geschichte des Leopold von Sacher-Masoch, der eine echte »Wanda« sucht, um seinen Unterwerfungsfantasien zu frönen. »Brutale Züchtigungen zu erleiden, ist mein höchstes Glück.« Natürlich war der Mann Katholik.

PRAKTISCHER NUTZEN *****

LITERARISCHER WERT *****

TEUFLISCHKEIT *****

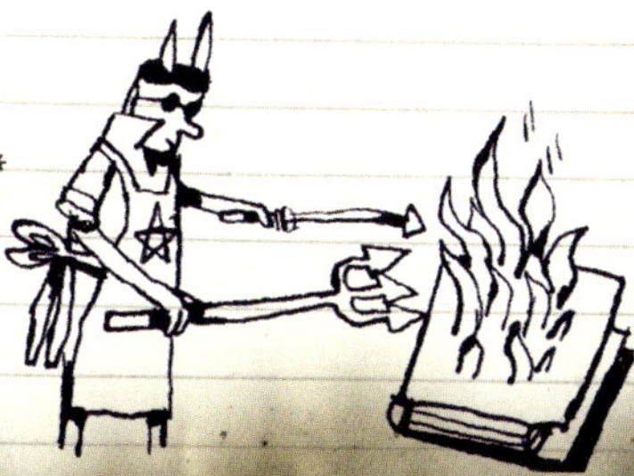

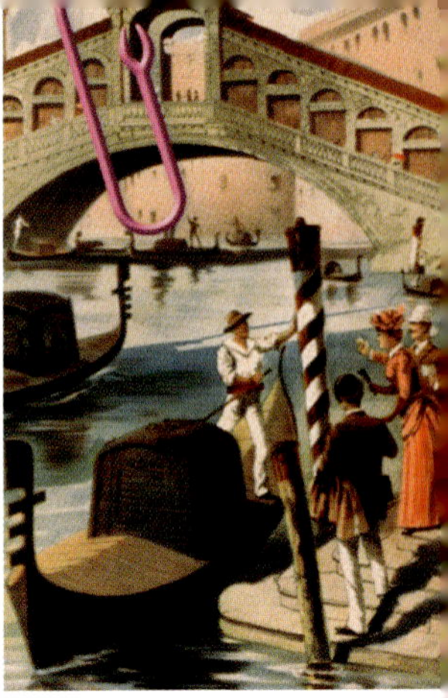

Urlaubsromanze

Irgendwann hat jeder mal einen Urlaubs-Flirt im Ausland. Aus eigener, ausführlicher Erfahrung weiß ich, was Sie wo erwartet. Alle Angaben ohne Gewähr!

Italien. Der Italiener ist keine antike Statue. Im Gegenteil. Sie werden es genießen. Vor allem, wenn Sie überhören, wie oft er sagt, dass Sie es genießen.

Deutschland. Trainieren Sie noch mal und machen Sie sich auf längere Diskussionen über das richtige Zubehör gefasst.

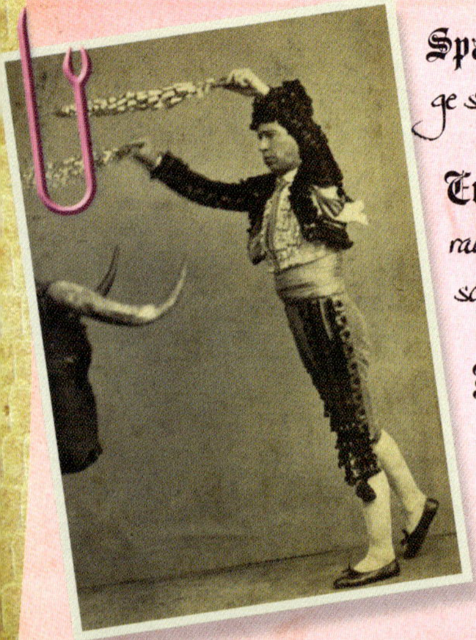

Spanien. Eventuell müssen Sie Schlange stehen.

England. Er behält die Socken an, raubt Ihnen nicht viel kostbare Zeit und schläft danach wie ein Stein.

Frankreich. Rechnen Sie mit Publikum. Franzosen hassen es, eine gute Leistungen abzuliefern, ohne dafür Anerkennung zu ernten.

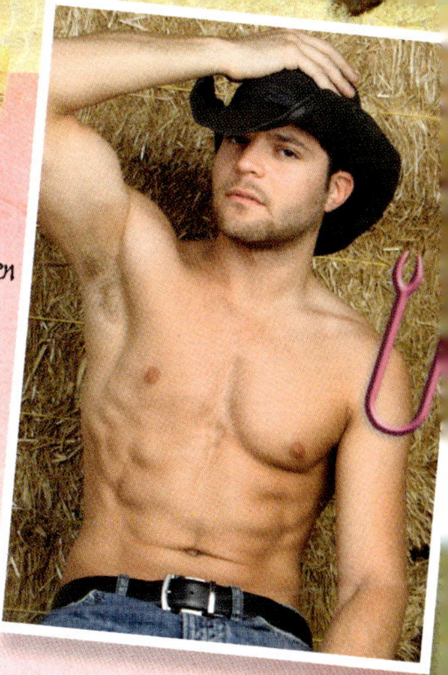

Irland. Bla-bla-bla.

USA. An der Westküste Nippelklemmen und Marihuana. An der Ostküste gute Manieren, ein Taschentuch danach (nicht für die Nase) und Waffeln zum Frühstück. Im Süden ist es zu heiß für Sex. Und meiden Sie den Mittelwesten!

Australien. Hier sind Männer noch Männer und die Schafe nervös.

Griechenland. Er wird weinen (Taschentuch bereit halten!).

Russland. Eiskalter Wodka, verschneite Weite, herrliche Pelze, Reitstiefel, sehnsuchtsvolle Blicke … Pardon, wo war ich?

Brasilien. Wenn Sie einen Quickie wollen, bleiben Sie lieber im Hotel und lesen Sie ein gutes Buch.

Lilith

NEKROPHILIE

Liebe kennt keinen Tod. Warum also die große Empörung über ein bisschen Sex danach? Leichen werden nicht müde, haben keine Kopfschmerzen und sagen nie Nein (okay, das »Wie-war's«-Gespräch hinterher ist etwas einseitig). Man muss sie vorher nicht zum Essen einladen, und am nächsten Morgen erwarten sie kein Frühstück. Genauso wenig wie eine feste Beziehung, weil ihnen schon in Kürze Teile abfallen. Warum also keine schnelle Nummer, der guten alten Zeiten wegen?

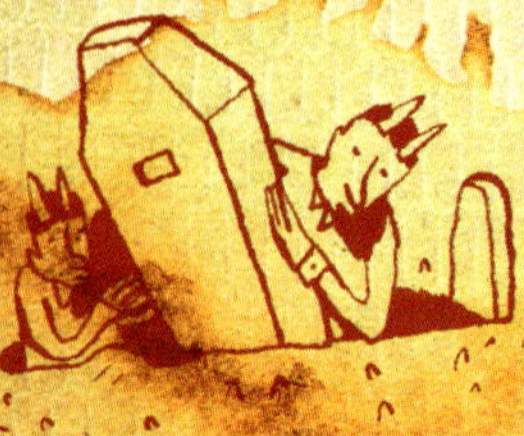

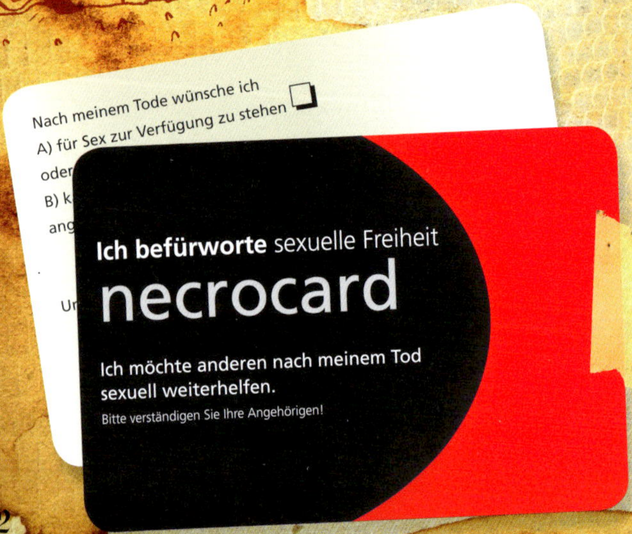
Nach meinem Tode wünsche ich
A) für Sex zur Verfügung zu stehen
oder
Ich befürworte sexuelle Freiheit
necrocard
Ich möchte anderen nach meinem Tod sexuell weiterhelfen.
Bitte verständigen Sie Ihre Angehörigen!

Sie finden das respektlos? Nun, die Seele der Verstorbenen ist entweder oben bei Seinen Gnaden (Himmel hilf!) oder macht es sich bei uns unten gemütlich. Was auf der Erde übrig bleibt, ist nur der auch moralisch wertlose Rest. Dennoch sollte man wählerisch sein. Wir brauchen ein dem Organspendeausweis vergleichbares System, eine Necrocard*, die man immer bei sich hat, damit der Bestatter weiß, für welche Aktivitäten man zur Verfügung steht. Sonst braucht niemand davon zu wissen. Leichenbestatter sind nekrophil und freuen sich, wenn sie die frohe Botschaft aus erster Hand empfangen. Das wussten Sie nicht? Keine Sorge! Es sind seriöse Leute, die nichts Ungebührliches tun.

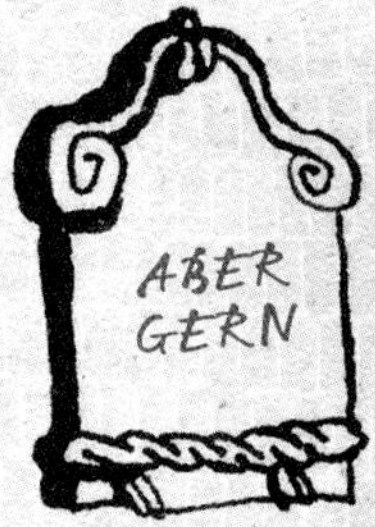

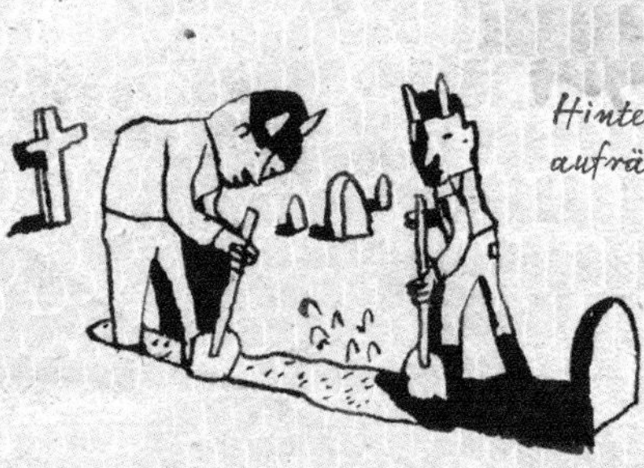

* Die Idee stammt nicht von mir, sondern von dem hintersinnigen Aktionskünstler Stewart Home. Besuchen Sie seine Webseite: www.stewarthomesociety.org. Ich freue mich schon auf ihn.

WO HEISSE DÄMPFE KÖSTLICH WALLEN

Okay, jetzt wird's schmutzig. Koprophilie wird von der Vereinigung Amerikanischer Psychiater im Handbuch der Psychischen Störungen unter den Nicht Näher Spezifizierten Sexuellen Aberrationen aufgeführt, was heißt, dass die Herren sich nicht näher damit beschäftigen wollten. Ich hingegen sage: Lassen Sie dem Kind in sich freien Lauf, sprengen Sie die Fesseln bürgerlich-christlicher Moralvorstellungen und erinnern Sie sich an die Zeit, als die Gesellschaft noch keine tyrannischen Grenzen zwischen Innen- und Außenseite Ihrer Pampers befahl. Genießen Sie, was Sie und Ihre Lieben auf natürliche Weise produzieren, atmen Sie den würzigen Duft ein und erfreuen Sie sich daran! Sex ist Intimität. Erkunden Sie, was in Ihrem Partner steckt! Es ist die natürlichste Sache der Welt.
Man soll Ihnen doch nicht vorwerfen, Sie seien oberflächlich, oder?

VERDAMMTE SCH..., das geht zu weit! Wer will das wissen?

MERDE ALORS

Jean Genet, ein verurteilter Dieb, Stricher und großer Literat (wie viele bei uns), saß als Kind gern stundenlang auf dem Plumpsklo und spielte mit allem, was sein Körper hergab.

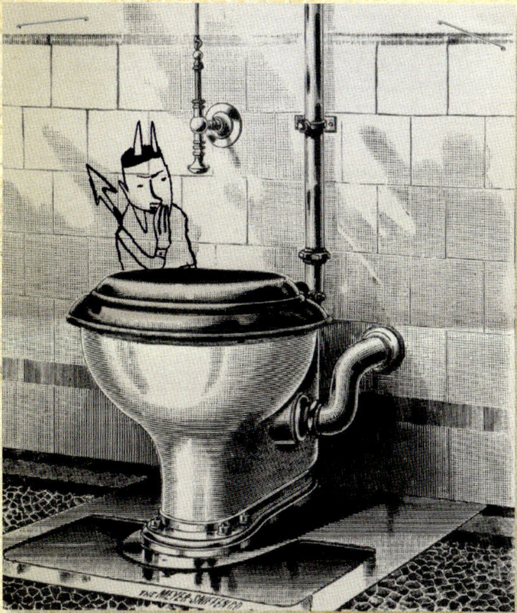

Im Reich der Exkremente das Domizil der Liebe …
Herrje, die vielen Poeten hier unten färben langsam ab …

Zeitreise

Für den Genießer muss das Reisen in modernen Bussen nicht lustfeindlicher sein als im Zeitalter der Postkutsche mit Eimer unterm Sitz.

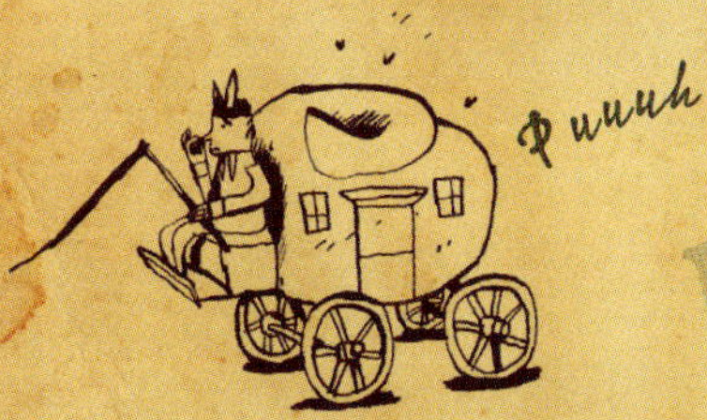

MEMO

INZEST

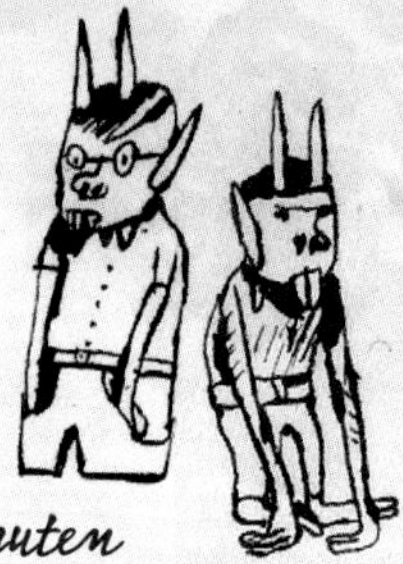

Inzest ist etwas für die ganze Familie. (Beim Hades, wie lange warte ich schon darauf, diesen Spruch loszuwerden!) Ich persönlich habe keine guten Erfahrungen damit gemacht, was an meiner Familie liegt. Sie können sich gar nicht vorstellen, was für Missgeburten meine Kinder sind! Obwohl Blut dicker ist als Wasser. Griechische und ägyptische Herrscherfamilien legten Wert darauf, dass alles in der Familie blieb (die Oberschicht war immer schon empfänglich für diabolische Freizeitgestaltung, wahrscheinlich weil sie so viel Freizeit hatte). Ödipus war das bekannteste Muttersöhnchen, leider hat es ihn blind gemacht. Die Römer waren da etwas verklemmter, aber Caligula hat es mit seinen drei Schwestern getrieben. Heute ist Inzest nicht mehr so populär, obwohl er in Schweden nicht mal verboten ist. (Warum überrascht mich das nicht? Jedes Mal, wenn ich etwas erfinde, um die Welt aufzuregen, legalisieren es die Skandinavier.) Und in Teilen des amerikanischen Mittelwestens ist die Definition für Jungfrau: Mädchen, das schneller läuft als seine Cousins. Ein Wort für Inzest gibt es dort nicht.

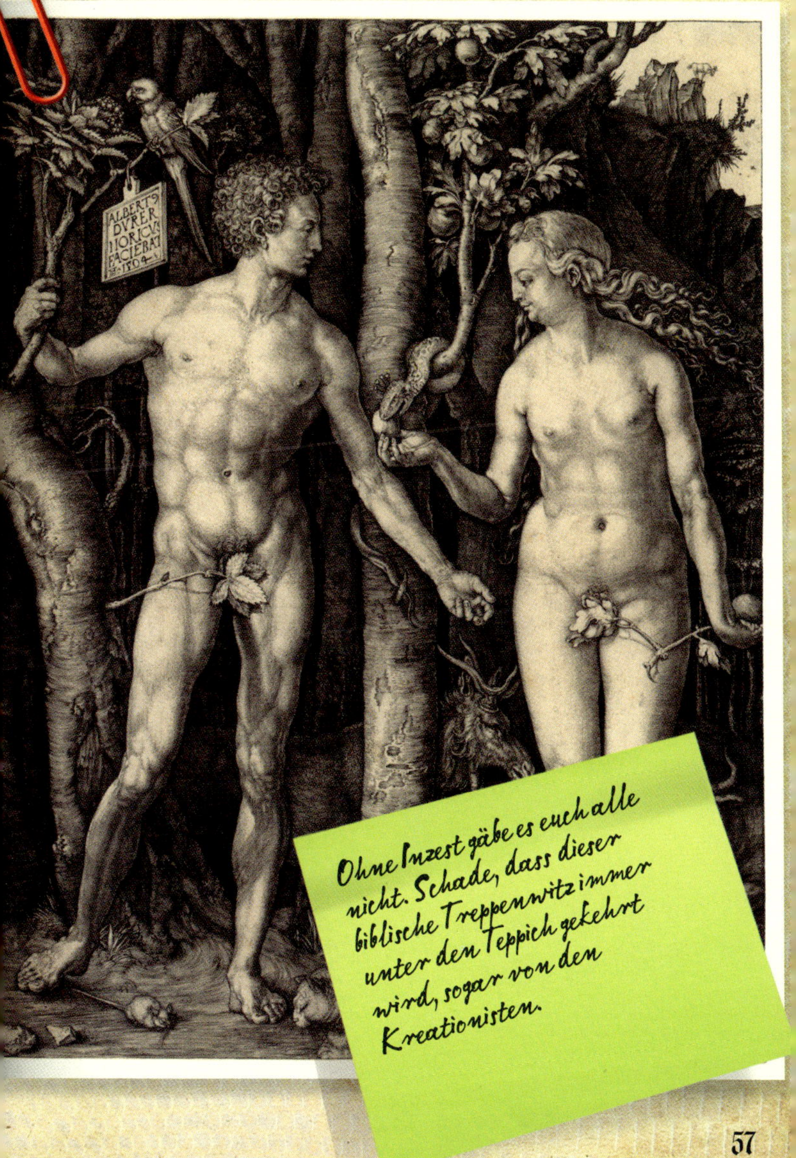
ALBERTS DVRER NORICVS FACIEBAT 1504
Ohne Inzest gäbe es euch alle nicht. Schade, dass dieser biblische Treppenwitz immer unter den Teppich gekehrt wird, sogar von den Kreationisten.

DAS INTERNET

Ich gebe zu: Als ich das Internet erfand, hätte ich nicht gedacht, dass es so eine große Rolle bei der Verbreitung verpönter Sexpraktiken spielen würde. Inzwischen findet man da Sachen, die selbst mir zu weit gehen. Was Menschen nicht alles von sich geben, wenn sie glauben, keiner guckt! Wo immer Sie gerade sind, Sie sind nur 4 Klicks und Ihre Kreditkartennummer entfernt von Dingen, über die Tiberius errötet wäre (Fakt ist: er wird heute noch rot). Als wir hier unten ans Netz gingen, musste ich zwei Tage später sämtliche Passwörter ändern, weil keiner mehr arbeiten wollte und uns sogar das Feuer ausging. De Sade hat eins dieser Tablet-Dinger und ist überhaupt nicht mehr davon wegzukriegen. Wir mussten es mit Klarsichtfolie überziehen, weil es schnell völlig eingesaut war. Aber wie heißt es immer so schön? »Auf die niederen Instinkte der Massen zu setzen, ist eine sichere Bank.« Jawoll!

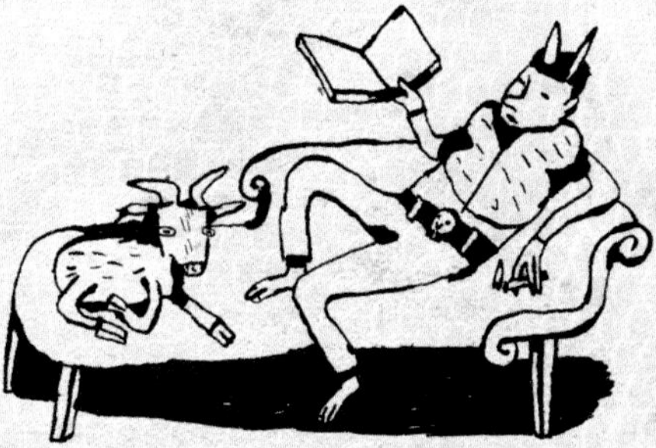

Wer braucht PCs, wenn er eine Ziege hat?

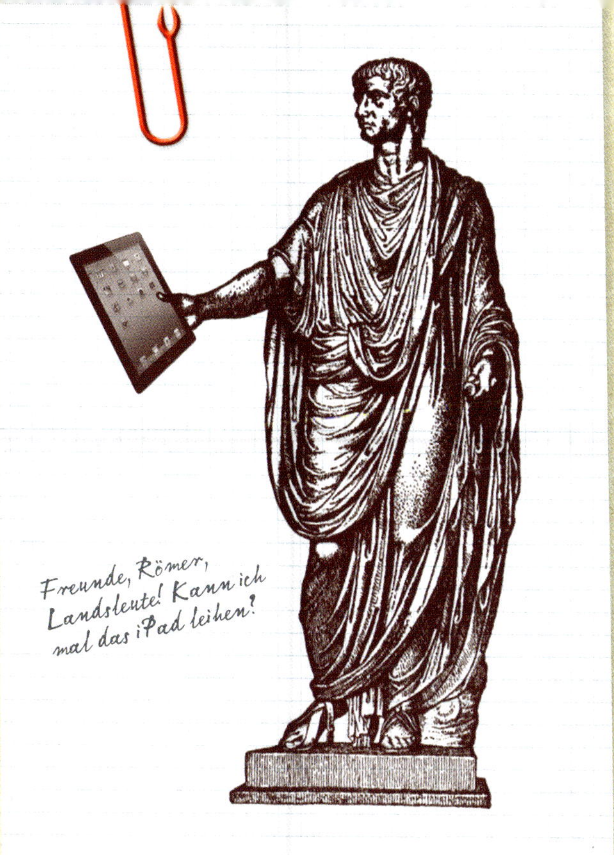

Wer braucht Technologie, wenn es Ziegen gibt? Mir persönlich ist ein gutes Buch lieber (aber keins von De Sade, der ist mir zu langweilig). Vielleicht bin ich altmodisch, aber ich denke mir lieber selber was aus. Ein einschlägiges (!) Buch, ein Quäntchen Opium, eine Ziege – und zum Teufel mit Cyberporn! (Ha, guter Witz!)

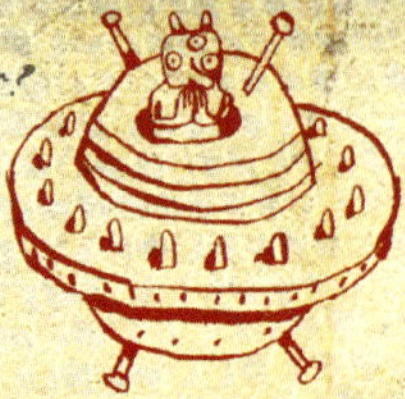

ALBERNE KULTE

Wer einen neuen Kult kreiert, hat keinen Mangel an Sexualpartnern. Das Herdentier Mensch sucht immer nach einem Anführer (ein Grund für meinen Erfolg). Wenn er einen findet, tut er alles, was der will. Idealer Standort ist eine abgelegene Mittelmeerinsel, von der skandalöse Vorkommnisse berichtet werden. Eine Doppelhaushälfte in Wanne-Eickel tut's aber auch. Allerdings ist es dort nicht leicht, sich nackt im Freien aufzuhalten, und der Nachschub an Jungfrauen ist miserabel.

Die drei Basics eines erfolgreichen Kults:

I. **Ein charismatischer Anführer.** Das wären dann Sie. Sie müssen den Tag zur Nacht machen (und umgekehrt) und die Leute mit irrem Blick anstarren. Fehlt es Ihnen an Charisma, überspringen Sie am besten die nächsten Seiten.

II. **Übernatürliches.** Der Große Boss war so dumm, die Menschen an höhere Wesen glauben zu lassen. Je abstruser, desto fester der Glaube.

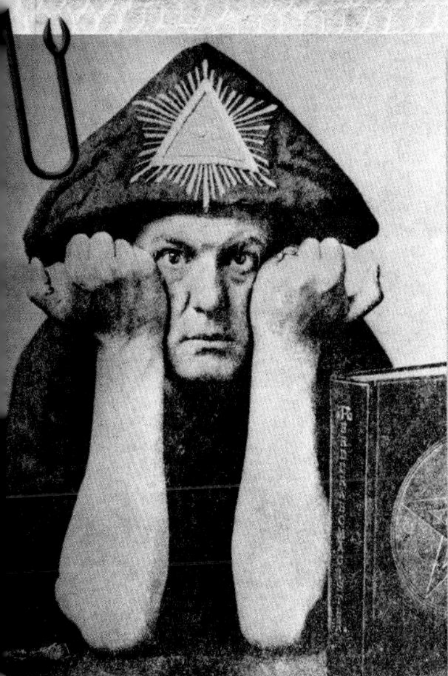

Aleister Crowley, Kult-Kasper

Aliens, die sich die Erde untertan machen wollen, stehen hoch im Kurs. Genau wie Medien, die Verbindungen zu Verstorbenen herstellen (Jesus, Rasputin, Lady Di), vor allem wenn der Geist des Verstorbenen einen neuen Körper sucht (hier kommt der Kultgründer wieder ins Spiel), um die Welt auf den rechten Weg zu führen.

III. **Heilige Schriften.** Das können verschollen geglaubte Texte sein (erspart einem das Selberschreiben), aus denen man drauflos zitieren kann. Das Ding braucht bloß einen zündenden Titel – und fertig ist die Laube.

Dann müssen Sie nur noch ein paar Leute überzeugen und Verschwiegenheit fordern. Bald will keiner der Erste sein, der sagt: Das ist doch alles Schwachsinn. Wir sehen uns dann hier unten wieder.

SWINGER

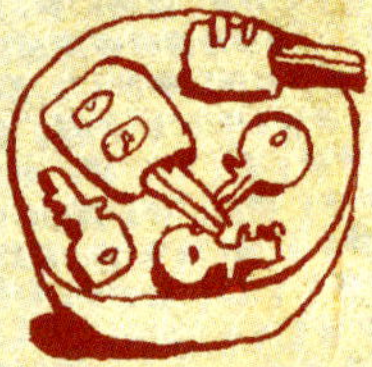

Gleich vorweg: Ich halte nichts davon. Es stört mein ästhetisches Empfinden, weil ich sofort an Polyesteranzüge, Dralonblusen und diese schweren, großen Aschenbecher aus Pressglas denken muss. Und an Schnurrbärte. Bah! Außerdem ist es viel zu vernünftig. Paare beschließen einvernehmlich und in aller Offenheit außerehelichen Sex und wollen ihren Neigungen nachgehen, ohne die Beziehung zu gefährden. Das ist doch pervers! Wo bleibt das Fremdgehen, die Eifersucht, Lug und Betrug? Damit habe ich jahrtausendelang die allerbesten Erfahrungen gemacht, weil es Unheil stiftete, Anwälte reich machte (die mir bekanntermaßen besonders am Herzen liegen) und großartige Literatur hervorbrachte. Heute sieht man im Fernsehen, wie Menschen Swingerpartys vorbereiten und sich den Kopf zerbrechen über Raumtemperatur, die Anzahl von Kondomen und Paarkonstellationen ... Würde Frau Meier wohl lieber mit Herrn Müller oder Herrn Schmidt? ... Absurd wie eine Gemeinderatssitzung im Adamskostüm! Wo bleibt da der Spaß?

Die Frisuren! Und die Hemden!
Wer soll da in Fahrt kommen?

Sex soll befreien, aufregen und ein bisschen gefährlich sein. Das hier sind doch durchgeplante Partyspiele mit hinterher Aufräumen. Als würde man »Satyricon« aufs Traumschiff verlegen. Wo bleiben Sünde, Frevel und Verruchtheit? Nein, Leute, so nicht!

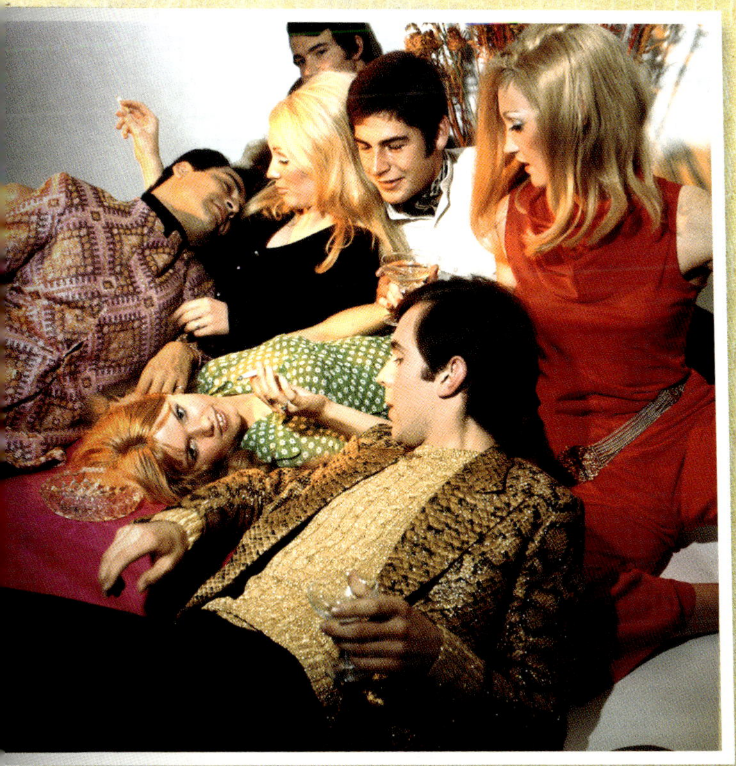

Nur gucken …

Na, Männer? Hattet ihr ein Foto von mir erwartet? Von Salomes Schleiertanz, einem Schwesternwohnheim mit durchsichtigen Vorhängen oder dem Playmate des Monats? In Farbe? Das hatte mein ziegenbärtiger Gatte geplant, aber ich habe ihn an unsere Abmachung erinnert (und an die Konsequenzen bei Nichteinhaltung), da hat er sich getrollt. Also blättern Sie ruhig weiter. Hier gibt's nichts zu sehen.

Ich weiß, welche Rolle gutes Aussehen im Kampf der Geschlechter spielt. Und dass Männer oft meinen, sie hätten es nicht nötig, sich aufzuhübschen. Ich habe nichts dagegen, mich für einen guten Zweck in Schale zu werfen bzw. auszuziehen. Wir Frauen sind es seit Jahrtausenden gewohnt, angestarrt zu werden. Doch jetzt sind wir dran, meine Damen! Wenn Sie das nächste Mal in eine Bar gehen, schauen Sie ungeniert jeden an, der Ihnen gefällt. Lassen Sie sich anmerken, dass Sie Maß nehmen, vor allem unterhalb der Gürtellinie, und dass Sie die Ergebnisse mit Ihren Freundinnen besprechen. Seien Sie so direkt, dass die Männer erröten.

Ich bin so frei, diese Bemerkungen mit einem der ansehnlicheren Exemplare des ach-so-starken Geschlechts zu illustrieren.

Lilith

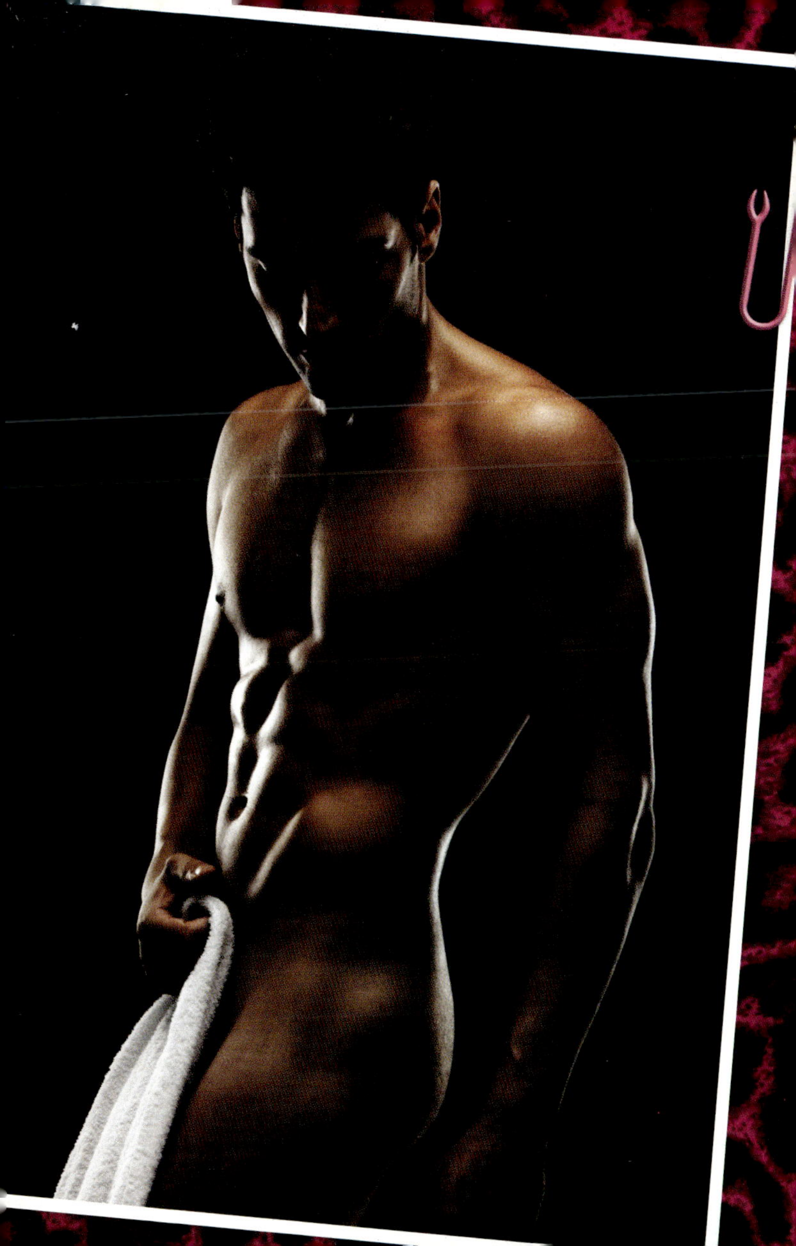

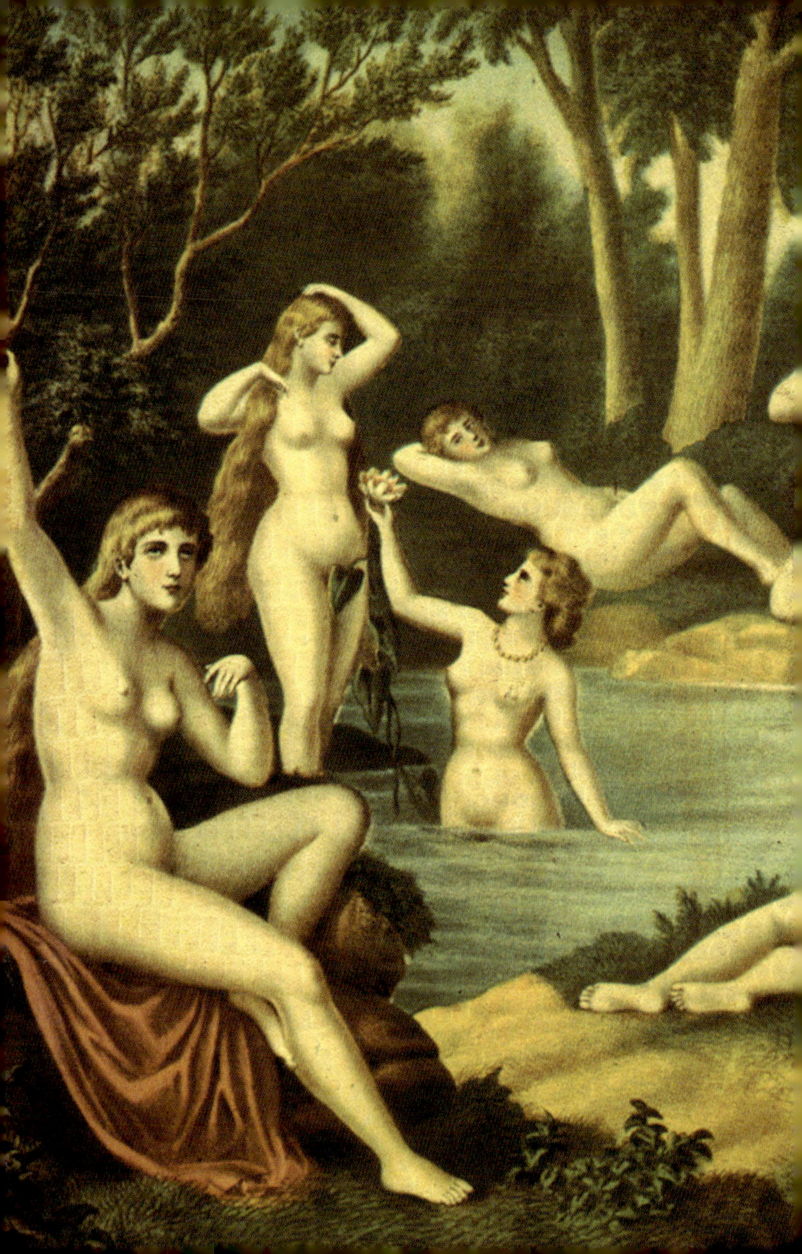

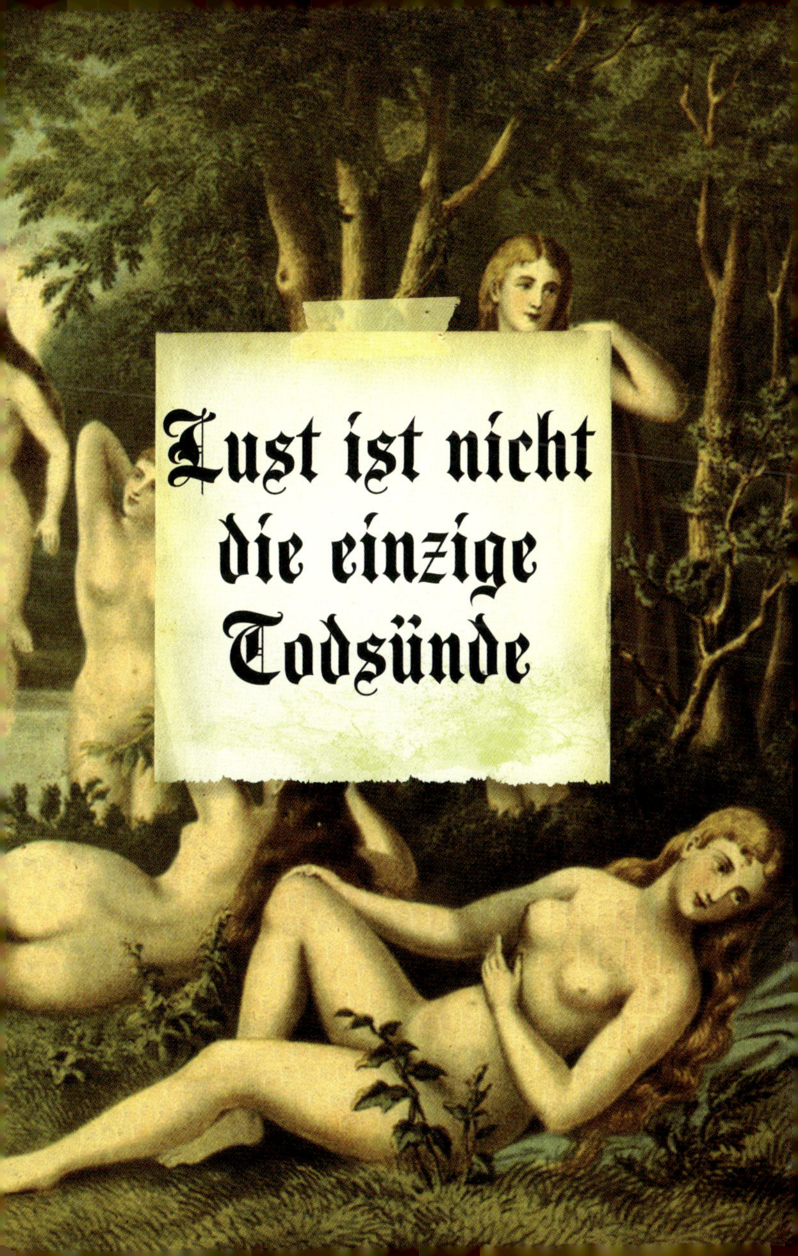
Lust ist nicht
die einzige
Todsünde

DIE MAGISCHEN SIEBEN

Gott hat es mit Aufzählungen. Zehn Gebote, zwölf Stämme, vier Kardinaltugenden, sechsundsiebzig Posaunen (okay, das ist Quatsch, ich wollte nur sehen, ob Sie noch wach sind). Also habe ich die sieben Todsünden erfunden. Das mit dem Tod ist natürlich irreführend (hi-hi!). Vielmehr geht es um die schönen Dinge des Lebens.

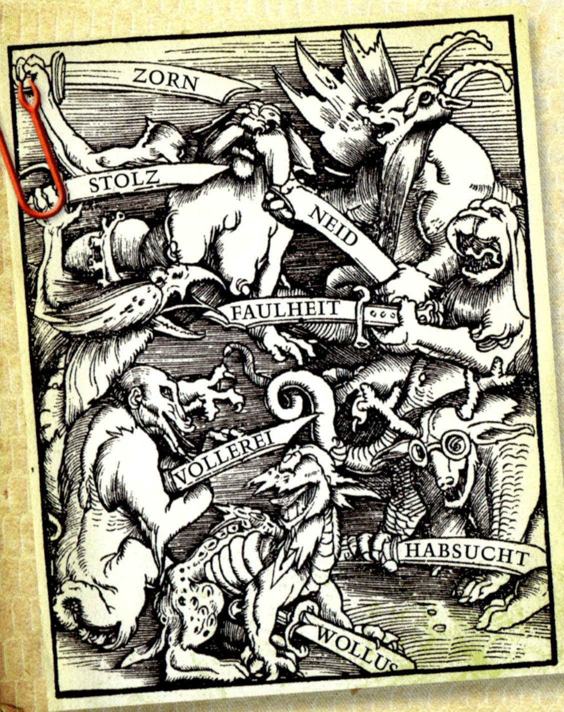

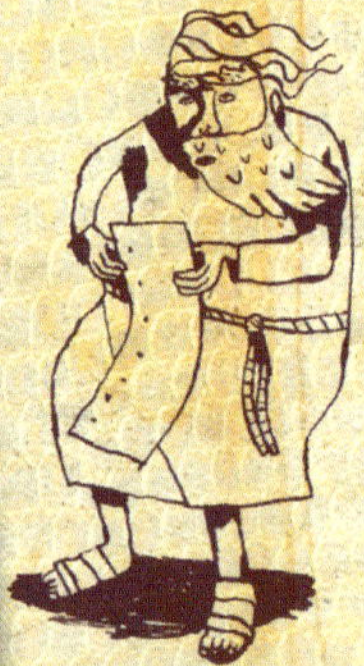

Schrecklich, wenn man alt wird und sich alles aufschreiben muss …

Wer will denn rein, keusch, nüchtern und gesittet herumsitzen, bis er im gesegneten Alter vor Langeweile stirbt? Ich bestimmt nicht! Das habe ich dem Großen Boss schon vor Urzeiten gesagt. Auf Latein natürlich: Non serviam. Klingt ja auch viel besser. Aber ich schweife ab ...

Da Sex alles und alles Sex ist (The Stylistics), spielen alle sieben Todsünden im Füllhorn sinnlicher Genüsse eine Rolle. Bei manchen braucht es etwas Fantasie, aber ein Gläubiger wie Sie hat die ja im Überfluss.

DIE TRAGISCHE GESCHICHTE VOM LEBEN UND STERBEN DES DR FAUSTUS

Der junge Kit Marlowe brachte diesen Stoff 1592 auf die Bühne. Freundlicherweise hat er nicht nur mir eine Rolle gegeben, sondern lässt auch die sieben Todsünden auftreten – eine Casting-Show ohne Fernsehen. Marlowe war kein Kostverächter und verstand es, andere in sein sündiges Spiel hineinzuziehen. Ein Lustmolch, der schließlich in einer Spelunke erstochen wurde.

PRAKTISCHER NUTZEN **

LITERARISCHER WERT *****

TEUFLISCHKEIT *****

FAULHEIT

Was haben Faulheit und Sex gemeinsam? Richtig: das Bett. Deswegen ist Faulheit meine zweitliebste Todsünde. Alles, was man im Bett erledigen kann, finde ich gut. Menschen, die mit den Vögeln aufstehen, verbreiten eine unerträgliche Hektik, langweilen mich mit ihrem Leistungs- und Tugendwahn und irritieren alle, die lieber an der Matratze horchen. Dass die Emsigen um zehn Uhr abends schon wieder in der Falle liegen, wird meist vergessen. Welchen Unterschied macht es, ob man um sechs aufsteht und um zehn zu Bett geht oder um elf aufsteht und um drei zu Bett geht? Es ist nur eine Frage der Moral. Die Zeit nach Mitternacht gilt als Zeit der Sünde. (Ein Blick auf die Uhr: Es ist gerade zwei durch.) Aber ich sage Ihnen: Nach Mitternacht geht der Spaß erst los!

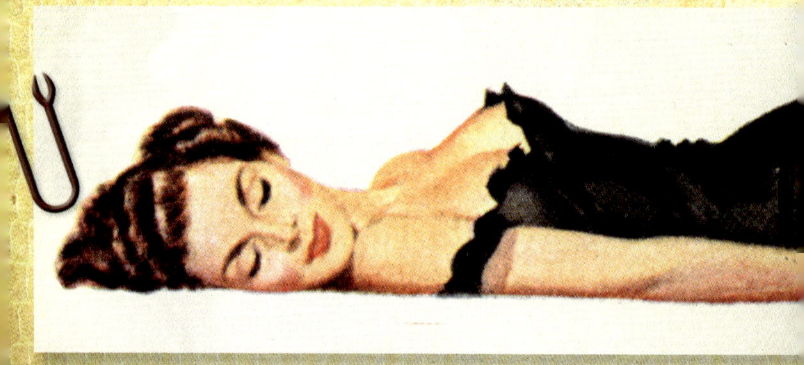

Wer spät zu Bett geht, wacht spät wieder auf, in warmen Laken, mit ein, zwei Gespielinnen an seiner Seite. Und das Beste: Ihr kleiner Freund steht Ihnen um diese Zeit meist ganz von allein zur Verfügung, was Ihnen die übliche Aufwärmphase erspart (als jemand, der in sein dreitausendstes Jahrzehnt geht, weiß ich, wovon ich spreche!). Nach der Morgenandacht gibt es dann Marmeladentoast mit klebrigen Fingern oder, wenn Sie mit Ihrer Gespielin Glück haben, sogar Eier Benedikt. Eine wunderbare Art, den Tag zu beginnen …

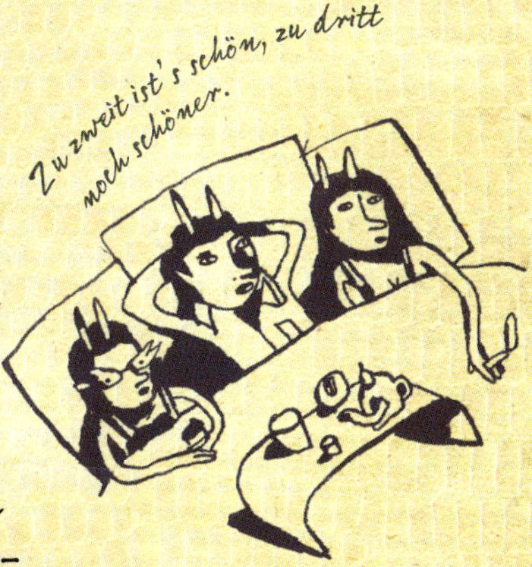
Zu zweit ist's schön, zu dritt
noch schöner.

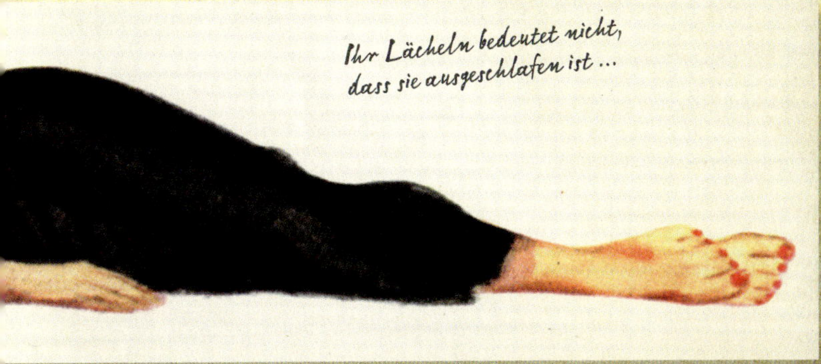
Ihr Lächeln bedeutet nicht,
dass sie ausgeschlafen ist …

HABSUCHT

Habsucht ist eine nützliche Eigenschaft für jemanden, der auf Verführung aus ist, denn Sex ist meist nicht billig. Taxifahrten, Essen gehen, Kino, Drinks, Blumen … das läppert sich. Manchmal sind schon sämtliche Tageseinnahmen flöten, bevor klar ist, ob sich die Investition überhaupt lohnt. Es heißt ja nicht umsonst: Radix malorum cupiditas est.*

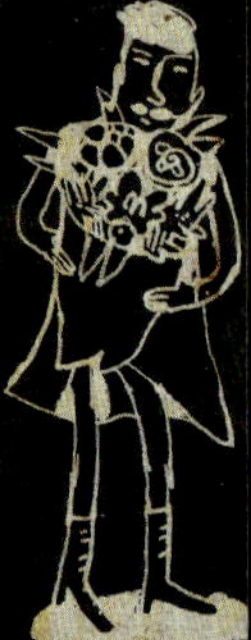

Die Unterzeichnende gestattet Körperkontakt, nachdem er Blumen, Essen und Theaterkarten spendiert hat.

Unterschrift……………………………………

Bei den Blumen können Sie sparen. Sie gehen ja nicht zu einer Beerdigung.

Oft stehen Verführungskünste in direkter Relation zur Brieftasche. Geizen Sie also an anderer Stelle (wohltätige Zwecke, Alimente etc.).

Es ist eine Zwickmühle: Wenn Sie keine Spendierhose tragen, wird Ihr Date schnippisch, übernimmt das Kommando oder hält Sie für schwul. Nichts davon ist zielführend. Andererseits gibt es, auch wenn Sie noch so spendabel sind, keine Garantie für den gewünschten Tagesausklang. Caveat emptor** ist auch keine Lösung. Deswegen bestehe ich gern auf einen Vertrag, obwohl das ein Stimmungskiller sein kann. Also beißen Sie in den sauren Apfel und zahlen. Und denken Sie dran: Ohne Output kein Input.

Feministin

Geben Sie schnell auf, wenn Sie Folgendes feststellen:

I. Sie will Sie im eigenen Wagen abholen.

II. Sie verdient mehr als Sie.

III. In ihrem Schlafzimmer stehen Bücher jüdischer Autorinnen.

* Geldgeilheit ist die Wurzel allen Übels.

** Verbraucherschutz. Warum lernen Sie nicht endlich Latein? Es öffnet Ihnen viele portae.

Habsucht 2

Manch linkslastige Schwester wird Sie davor warnen, den Mann das Essen zahlen zu lassen oder teure Geschenke anzunehmen. Angeblich glaubt er Sie dann zu besitzen und erwartet Gegenleistungen. Doch das ist Quatsch. Was ist der Widerspruch zwischen Frauenrechten und Spaß an der Lust? Soll er doch ruhig zahlen! Wenn er knausert, lassen Sie Ihre Finger seinen Hals hinunterwandern. Dann wird er schnell zur Sache kommen wollen und nicht lange überlegen, wer den Radicchio und wer den Drambuie hatte. Unterstützen Sie das, egal, ob Sie es gar nicht abwarten können, a) sein bestes Stück kennenzulernen oder b) den Kerl in den Wind zu schießen. Ersteres gibt ihm ein Gefühl von Überlegenheit, das Sie für Ihre Zwecke nutzen können. Letzteres ist kein Grund, auf ein gutes Essen zu verzichten.

LE CABANE SEXE

69 WORTHASHOT ROAD, LONDON, SW8 6SX

MANDEL-AVOCADO-FEIGENSALAT	£16
AUSTERN	£22
SCHOKOLADE, ERDBEEREN, SAHNE	£12
CHAMPAGNER	£46

TRINKGELD: *Vergiss es!*

SUMME:

Mein Gatte gibt neuerdings Lesetipps. Ich wusste gar nicht, dass er lesen kann. Trotzdem eine gute Idee. Bitte sehr!

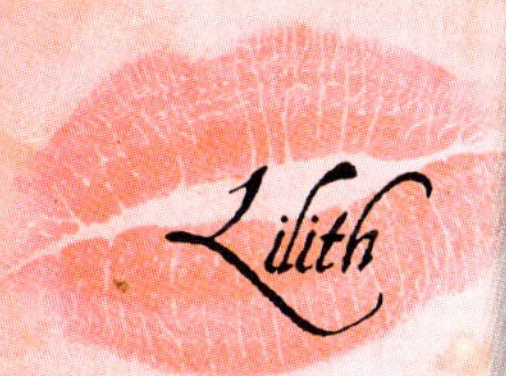

Lilith

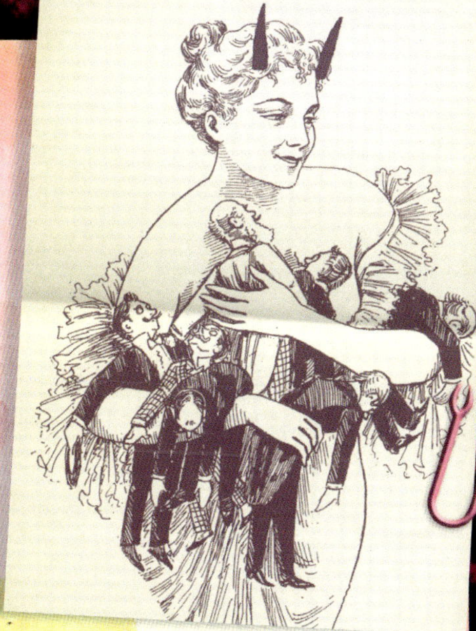

SEX TIPS FÜR GIRLS

Cynthia Heimel macht den Unterschied zwischen dem Trivialen (schlecht) und dem Frivolen (gut) klar, erklärt die genüssliche Anpassung des Diaphragmas und wie wir die Herren der Schöpfung zu unseren Lustknaben machen können. Sehr witzig!

PRAKTISCHER NUTZEN *****

LITERARISCHER WERT *****

TEUFLISCHKEIT ****

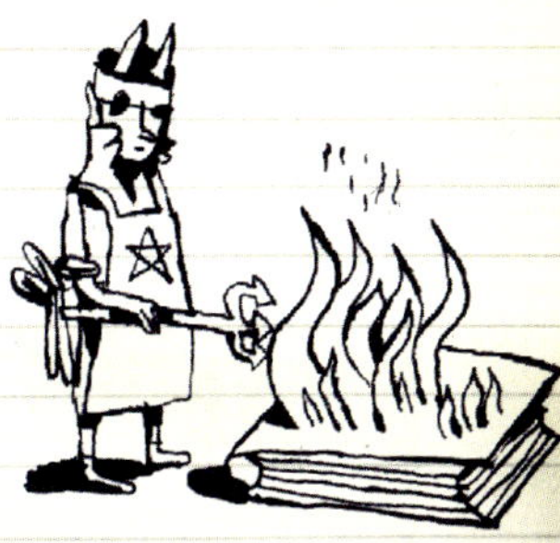

NEID

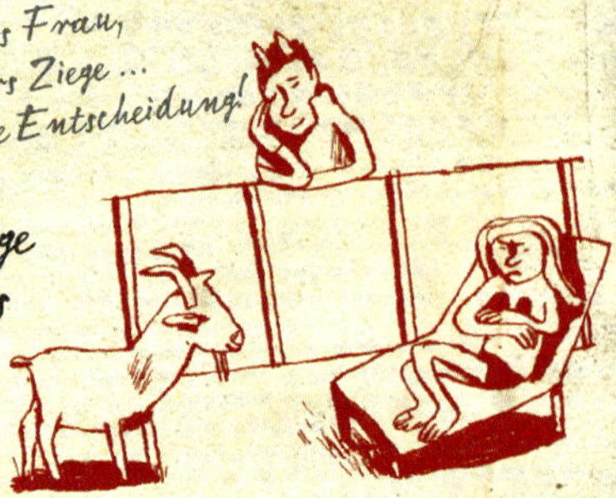

Warum der Alte das Einzige zur Sünde erklärt hat, das euch Menschen morgens aus dem Bett kriegt, werde ich wohl nie kapieren. Seine Wege sind wirklich seltsam. Wäret ihr Menschen nicht davon getrieben, so viel besitzen zu wollen wie euer Nachbar, der ganze Laden da oben würde doch zusammenbrechen. Dann würde der Alte euch wegen Faulheit die Hammelbeine langziehen (siehe S. 70, falls ihr dazu nicht zu faul seid). Egal, wie man's macht, es ist immer verkehrt. Das gefällt mir natürlich, aber verstehen tue ich's trotzdem nicht.

Es gibt doch nichts Natürlicheres, als das Weib seines Nächsten zu begehren. Man hat's nicht weit, und viel zu bieten braucht man der Dame auch nicht, denn sie ist ja alles andere als verwöhnt. Die Kirschen in Nachbars Garten sind nun mal süßer und verbotene Früchte die süßesten.

Auch andere Dinge, die man nach den Geboten des Alten nicht begehren soll, machen deutlich, was für ein kleinkarierter Spießer er ist: des Nächsten Haus, Feld, Sklave, Ochse und Esel. Und was ist mit Ziegen? Wie kann er so blind für die Anziehungskraft von

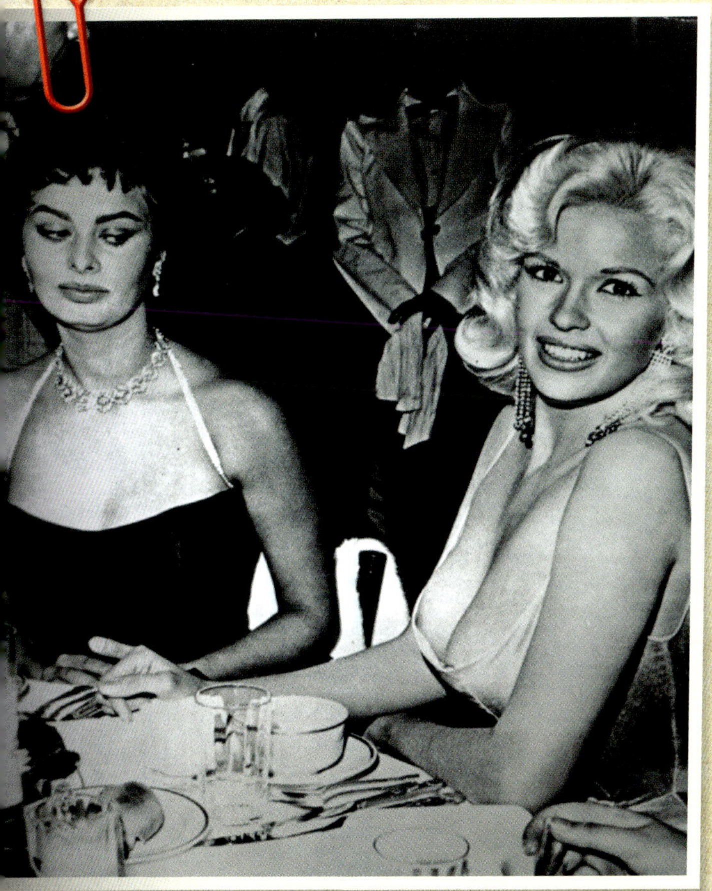

Neid kennen selbst die schönsten Frauen. Glücklicherweise hält der Kellner schon die Serviette bereit.

Ziegen sein, dass er sie nicht in die Liste der Tabus aufnimmt? Na ja, so ist das wohl, wenn man nur ein Auge hat.

VÖLLEREI

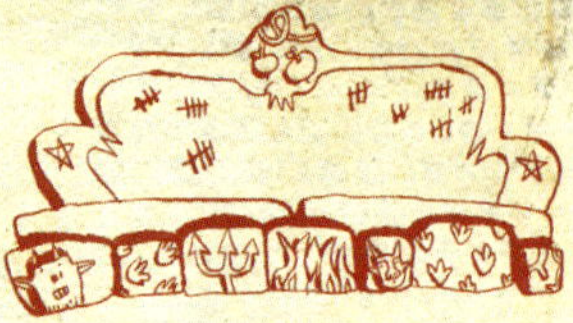

Schon mein treuer Diener Blake sagte einst, dass der Exzess zu Weisheit führt. Meist verstehe ich sein wirres Geschwafel zwar nicht, aber wo er recht hat, hat er recht. Des Guten kann man nie zu viel haben, und Sex ist zweifelsohne eine gute Sache. Warum? Weil es der reine Genuss ist. Es gibt keinen schlechten Sex. Nur Sex und besseren Sex. Je mehr man davon hat, desto besser wird er. Deswegen predigt die Kirche seit Jahrtausenden, er sei böse, böse, böse und nur als Mittel zum Zweck zu dulden. Sie will verhindern, dass die Leute vor lauter Spaß vergessen, wer der Boss ist.

Der Alte hat sich eine Menge einfallen lassen, um seine Schäfchen auf Enthaltsamkeit zu trimmen: Impotenz, ansteckende Krankheiten, Babys. Okay, Babys vielleicht nicht, aber die Geburt! Ich meine, welcher Irre lässt sich so was einfallen? Wie soll eine Frau den Sex genießen, wenn sie an die Wehen denkt, an Zangen und wildfremde Menschen, die ihr ins Allerheiligste gucken? Kein Wunder, dass ihr Menschen glaubt, alles Gute habe seinen Preis?

Mein Bett ist zu schmal für die Strichlisten.

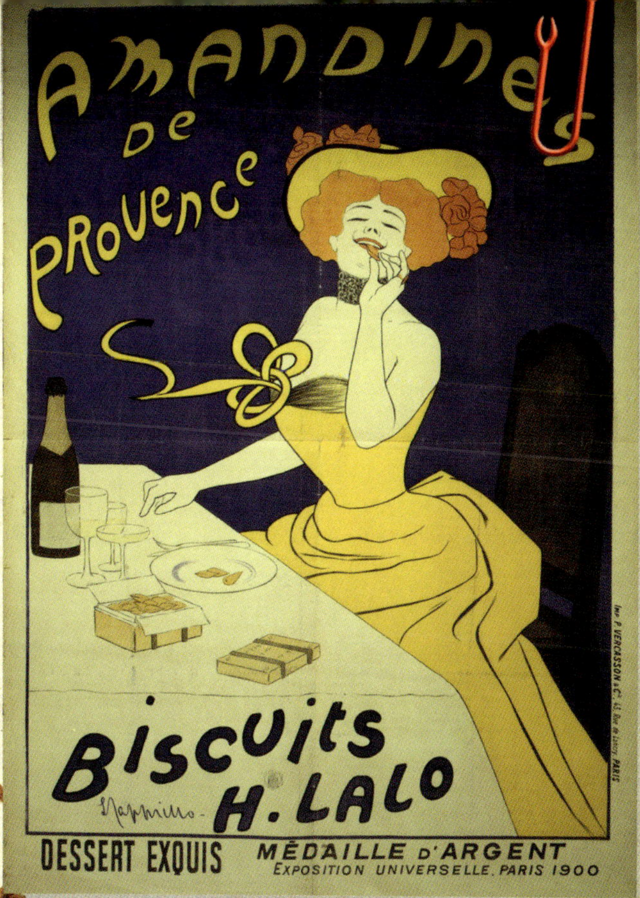

Komm schon, Lady, iss die ganze Schachtel! Du willst es doch auch!

Auf dieses negative Denken gibt es nur eine Antwort: Treibt es, wann immer ihr könnt! Genießt, übertreibt, lasst euch zu Exzessen hinreißen! Eine große Portion ist besser als eine kleine. Immer nur Kostproben zu nehmen, macht keinen Spaß.

ZORN

Vorsicht, zornige Ziege!

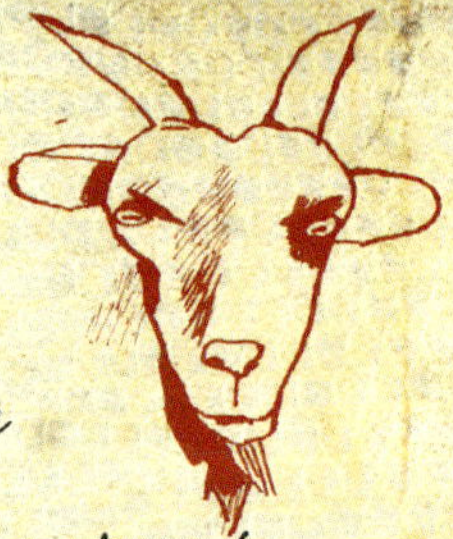

Wütende Weiber sind klasse! Der gewiefte Liebhaber weiß ihre Rage zu nutzen. (Eine wütende Ziege hingegen lässt man besser in Ruhe, bis sie sich wieder beruhigt hat oder zutritt.) Nichts bringt die Säfte so in Schwung wie ein heftiger Streit. Der Trick besteht darin, die richtige Dosis Wut zu erzeugen. Die Klobrille oben lassen oder den letzten Brownie essen, langt nicht. Schlechte Angewohnheiten führen nur zu leichten Missstimmungen: Die Dame des Hauses zieht ihren Flanellpyjama an und geht mit einer Gartenzeitschrift zu Bett.

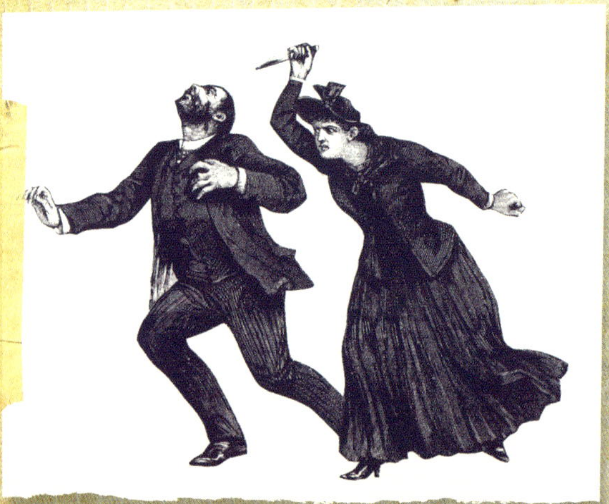

Dieser Herr hat's wohl etwas übertrieben ...

Was Sie brauchen, ist ein handfester Krach. Am besten wärmt man einen alten Streit wieder auf. Eine ganze Reihe von Themen sind dem Menschen quasi angeboren und bedürfen nur einer Beziehung, schon blühen sie wieder auf. Zum Beispiel das beliebte »Warum müssen wir ständig deine Mutter besuchen?«. Dann »Warum gehst du nie mit den Kindern zum Zahnarzt?«. Oder »Kannst du nicht einmal pünktlich sein?«. Oder »Warum muss ich ständig hinter dir herräumen?«. (Warum Frauen andauernd aufräumen, ist mir bis heute nicht klar.) Bestimmt haben Sie Ihre eigenen Klassiker. Treffen Sie Ihre Wahl und legen Sie los. Dann müssen Sie nur noch im richtigen Moment einknicken und sich reumütig geben. Das funktioniert immer.

Warnung

Meiden Sie spontanen, also ernsthaften Streit.
Wichtig: Unterscheiden Sie zwischen Wut und Raserei. Den Grad der Erregung erkennen Sie am Lärmpegel. Solange geschrien und Geschirr zerdeppert wird, ist alles gut. Sobald Stille eintritt, verlassen Sie lieber den Raum.

STOLZ

Stolz könnte mein zweiter Vorname sein, durch ihn wurde ich, was ich bin. Im Schlafzimmer ist er genauso wichtig wie überall sonst. Lilith findet, das herkömmliche Rollenverständnis habe ausgedient, Frauen bestimmten ihr Schicksal selbst und die Phallokratie sei reine Unterdrückung. Ich aber versichere Ihnen: Das ist Bockmist. Frauen wollen überwältigt werden und die Hand ihres Herrn und Meisters spüren. Sie brauchen einen ruppigen Kerl und kein Weichei. Das liegt in ihrer Natur.

Vielleicht macht Sie das jetzt nervös, und Sie wissen nicht, wie Sie sich aufführen sollen. Keine Bange! Wer hat Ihnen dieses Buch wohl gekauft? Ihre Mutter bestimmt nicht. Und was bedeutet das? Ihre Frau wünscht sich ein Biest im Bett, einen Löwen statt einer Feldmaus.

Lieg nicht nur da, benimm dich wie der Mann ihrer Träume!

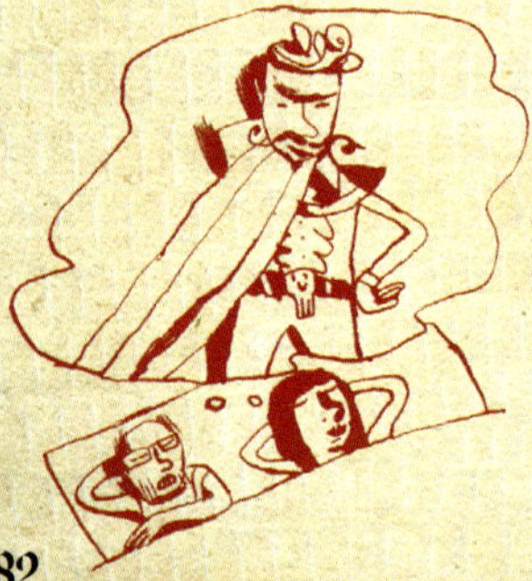

Stolz ist der Schlüssel zum Erfolg. Seien Sie stolz auf Ihre Manneskraft, Ihre Entschlossenheit, Ihre Fähigkeiten als Frauenbeglücker! Niemand ist besser im verflixten Kampf der Herzen und Lippen.*

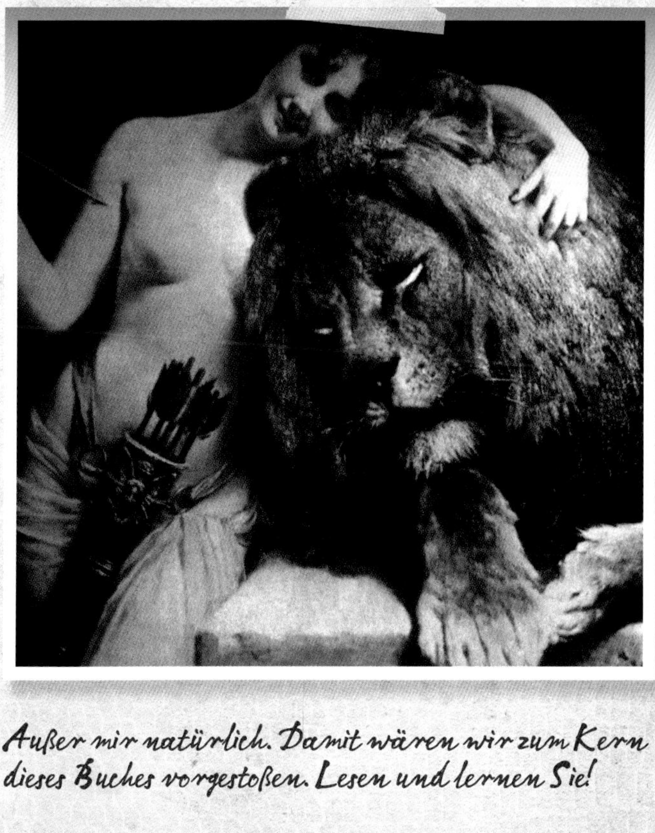

Bei diesem Bild, fürchte ich, hatte Lilith wieder die Hand im Spiel.

Außer mir natürlich. Damit wären wir zum Kern dieses Buches vorgestoßen. Lesen und lernen Sie!

*Schon wieder Keats.

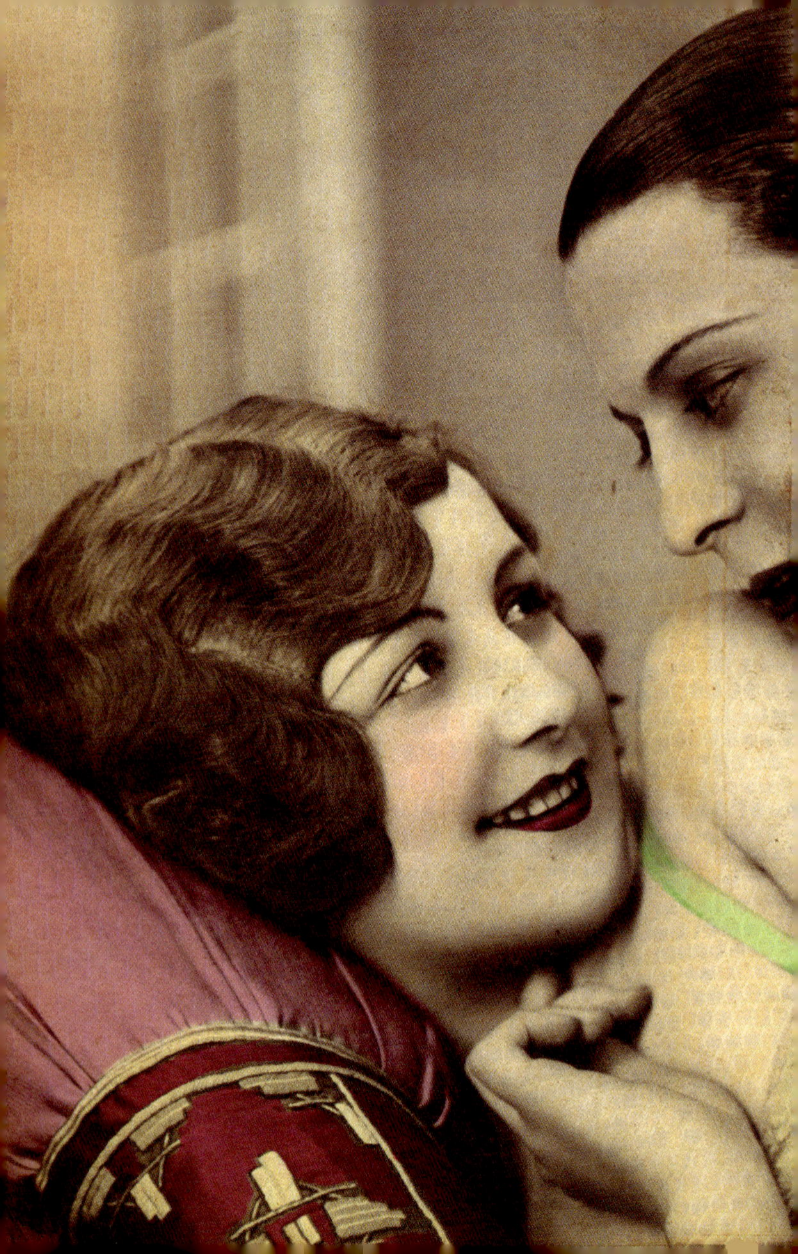

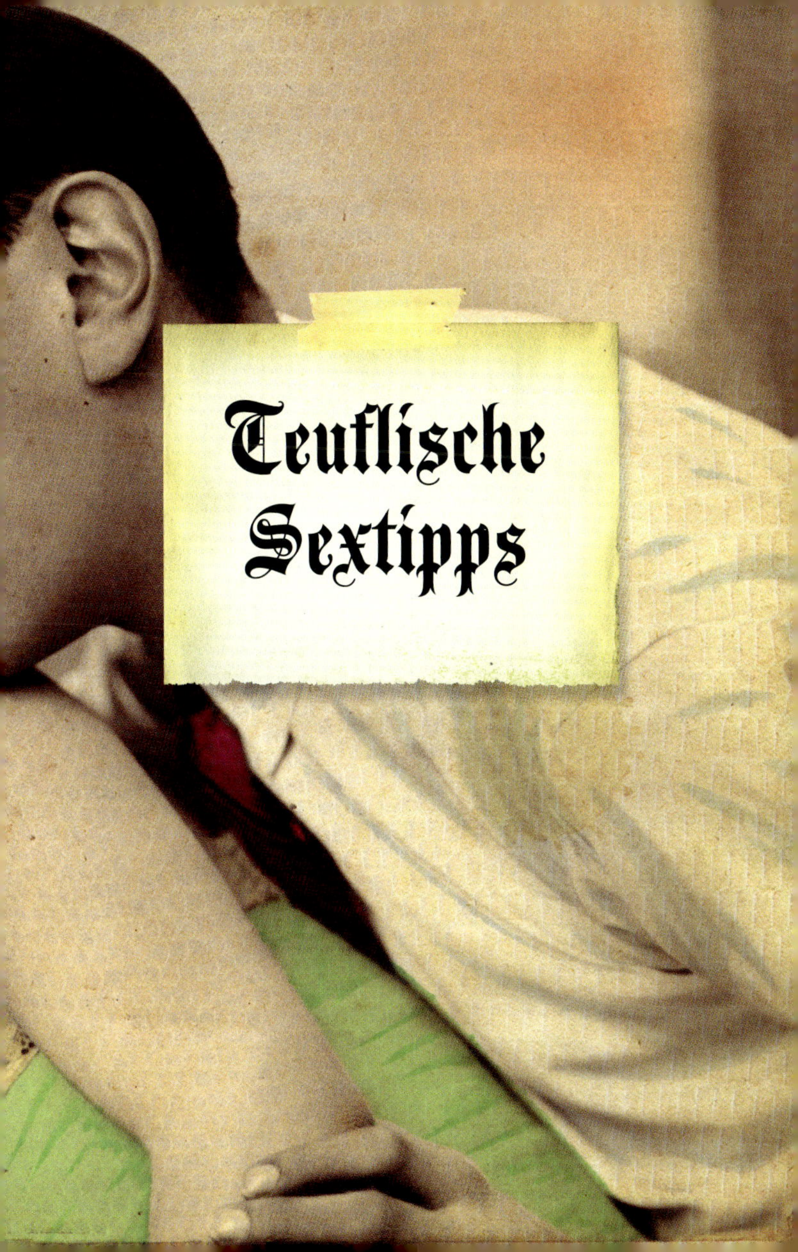
Teuflische
Sextipps

WILLKOMMEN

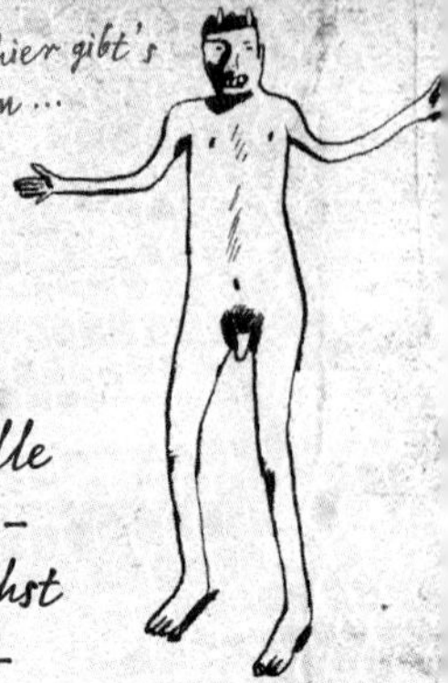

So, Freunde, der ... ich möchte sagen: philosophisch-metaphysische Teil wäre geschafft. Jetzt geht's an die Praxis. Alle Tipps wurden bei uns in der Hölle ausprobiert und für gut befunden. Zunächst studieren wir die wichtigsten Körperregionen, damit Sie wissen, wo es lang geht. Dann schildern wir, was Sie damit anstellen können, und präsentieren allerlei nützliche Hilfsmittel.

Da ein Sexbuch ohne Stellungstipps seinen Preis nicht wert ist, haben wir unsere Hausgäste befragt, wie sie es am liebsten mögen. Hoch interessante und kreative Persönlichkeiten (denen der Himmel zu öde ist) bevölkern unsere Unterwelt. Sie, lieber Leser, befinden sich also in den besten Händen. Jeder Stellung ordnen wir einen Schwierigkeitsgrad zu und weisen darauf hin, ob es dazu mehr braucht, als was Mutter Natur Ihnen mitgegeben hat. Wir verraten auch, wer welche Stellungen bevorzugt, damit Sie sich ggf. entsprechend kostümieren können. Sexualkunde und Geschichte in einem. Wo gibt's das sonst?

Hier ein Bild von Herrn Schumann, der einer Schülerin

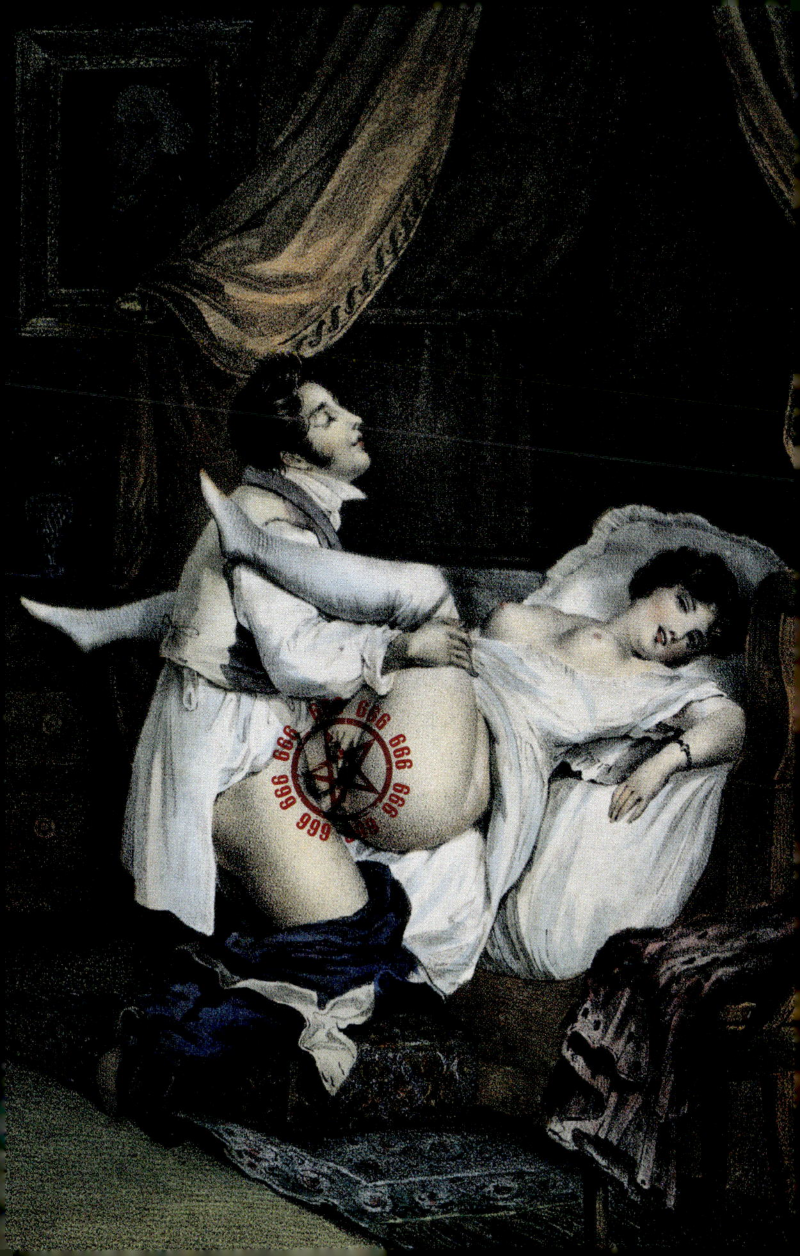

Körperteile, Mann

Ich weiß, dass Sie das schon in der Schule durchgenommen haben, aber damals haben Sie die ganze Zeit nur gekichert und viel verpasst. Wir beginnen unten und arbeiten uns dann systematisch hoch.

Penis. Bestimmt haben Sie gehört, die Größe sei egal. Nun, Männern jedenfalls nicht. Diese Tatsache können Sie sich zunutze machen. Bauen Sie das Ego des Partners – je nach Bedarf – auf oder stutzen Sie es. Die Spitze bzw. Eichel reagiert am empfindlichsten auf Beachtung, verträgt aber durchaus eine zupackende Behandlung. Machen Sie sich klar, dass das gute Stück nicht wie eine Wäscheklammer am Unterleib hängt, sondern unter und hinter den Hoden weitergeht und im Becken verankert ist. Wenn Sie also ohnehin schon auf Erkundungstour sind, geben Sie nicht auf, bevor Sie die Wurzel ... des Problems (ha-ha!) erfasst haben.

Hoden. Die Ärmsten werden oft vernachlässigt. Sie können kräftig punkten, wenn Sie sie ins allgemeine Geschehen einbeziehen.

Nippel. Nicht so empfindlich wie Ihre, aber durchaus nicht zu vernachlässigen.

Kopf. Wenn Sie seine geschlossenen Lider küssen, schmilzt er dahin. Und knabbern Sie an seinen Ohrläppchen. Die kleine Delle zwischen Augen und Nasenwurzel ist der ideale Platz für Ihre Zungenspitze.

Hirn. Ein wichtiges, aber schwieriges Sexualorgan. Beim Sex ist es nicht gut durchblutet, weil der Lebenssaft in andere Körperteile fließt. Sie müssen also für zwei denken und dafür sorgen, dass Sie zu Ihrem Recht kommen, bevor er wie ferngesteuert nur noch seinem eigenen Vergnügen frönt.

Lilith

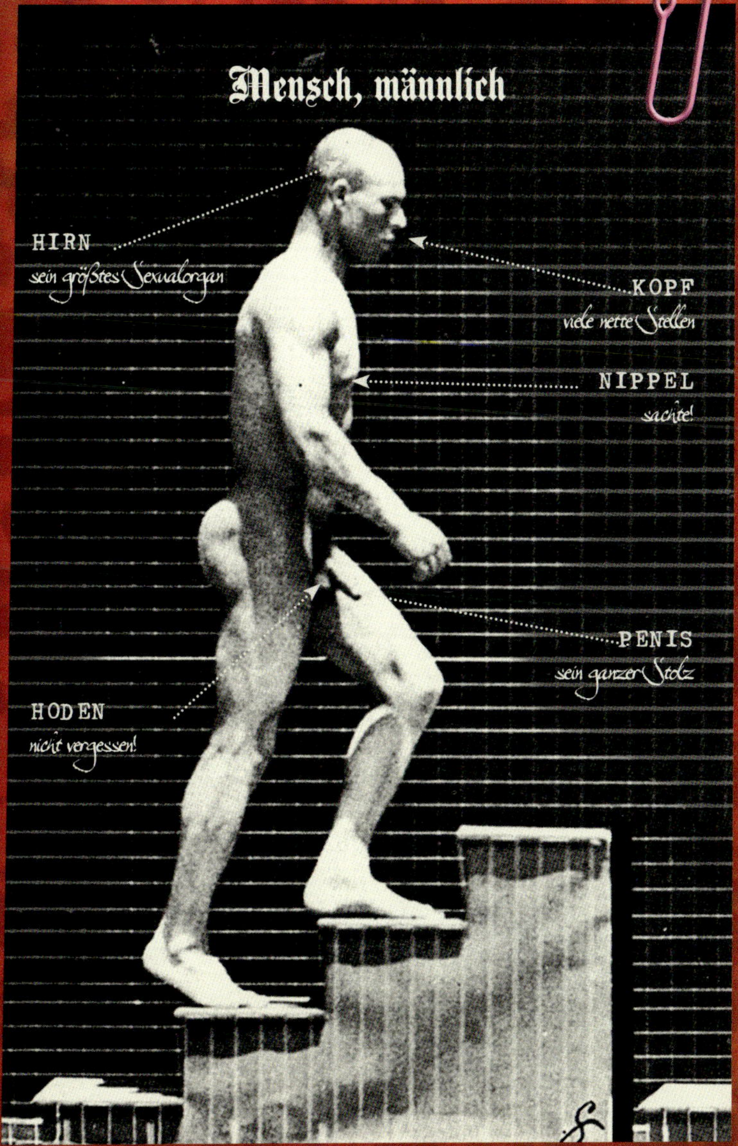
Mensch, männlich
HIRN
sein größtes Sexualorgan
KOPF
viele nette Stellen
NIPPEL
sachte!
PENIS
sein ganzer Stolz
HODEN
nicht vergessen!

Körperteile, Frau

Wir alle wissen, dass der Körper einer Frau ein Minenfeld ist, voller Verbotszonen und Fallen. Aber wenn wir uns der Sache mit Vorbehalten nähern, bekommen wir die Banane nicht geschält, den Drops nicht gelutscht. Hier also ein kurzer Überblick über die kritischen Stellen:

Vulva. Sie sitzt im ehemals buschigen Dreieck zwischen den Beinen und besteht aus zwei labiae bzw. Lippen, der Klitoris und dem Knubbel darüber, dem sogenannten Venushügel. Ferner gehören dazu die Öffnungen der Harnröhre und der Vagina. Sie sehen also: Alles nicht so einfach. Was die Sache jedoch enorm erleichtert, ist die Tatsache, dass Sie die Vulva lieben. Sollte Ihre Gespielin eine anständige Erziehung genossen haben, tut sie sich damit wahrscheinlich schwerer.* Wenn Sie es schaffen, sie von Ihrer Sicht der Dinge zu überzeugen, steigert das Ihre Popularität ganz enorm.

Vagina. Die Öffnung, die Babys und Menstruationsblut in die eine Richtung passieren, Penisse, Dildos und andere Lustspender in die andere. Eventuell gibt es noch einen G-Punkt, ein kleines Stück einwärts/aufwärts, der bei Berührung explodiert. Aber das weiß man nicht so genau.

Brüste. Mann sollte nie vergessen, dass sie mit der Frau fest verwachsen sind. Sonst gerät Mann leicht in Ekstase, ohne zu merken, dass die Besitzerin gerade ihre E-Mails checkt oder Pizza bestellt.

Nippel. Legen Sie nicht gleich los wie Bambi beim Waldbrand! Nähern Sie sich den Wonneproppen lieber im Krebsgang, und vergessen Sie den Warzenhof nicht (das rosa Ding drumrum), wenn Sie nicht als fantasielos gelten wollen!

* *Wenn sie auf einer Klosterschule war, gilt das nicht.*

Mensch, weiblich

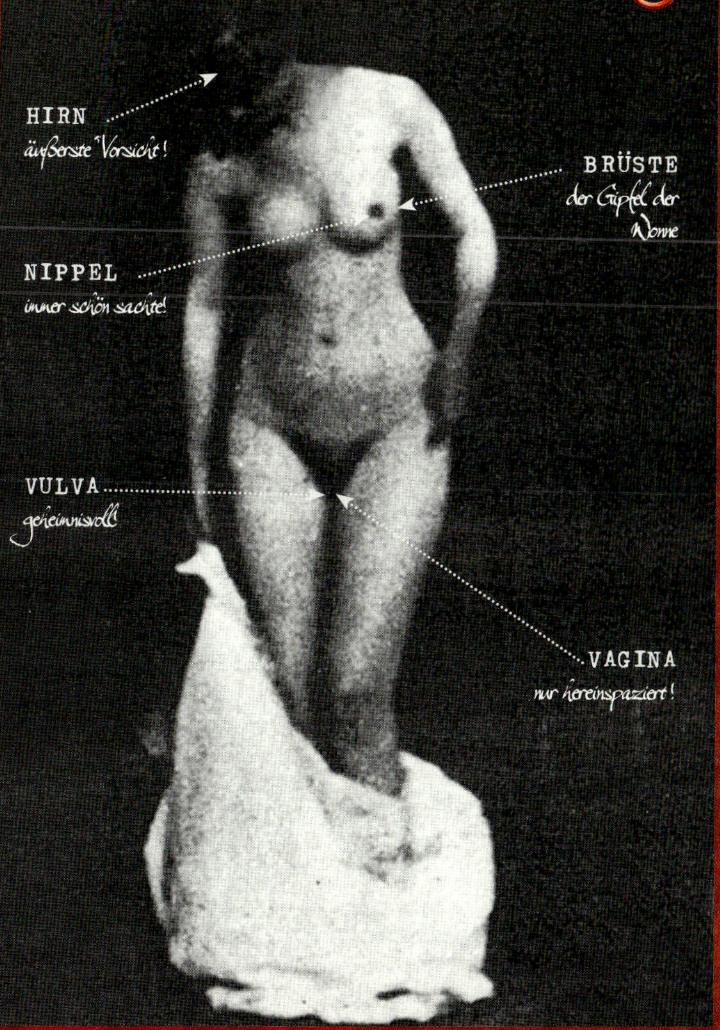

NACKTHEIT

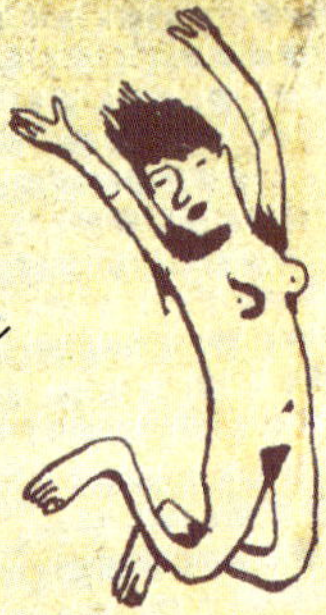

Lass alles raus, Baby!

Erinnern Sie sich, wie alles anfing? Da gab es diesen Garten mit Bäumen und Vogelgezwitscher, friedlich grasendem Vieh und einem nackten Pärchen, das mit einem Engel zu Mittag aß.* Kann es etwas Schöneres geben? Doch kurz darauf gab es Knatsch wegen eines Apfels, man verhüllte sich schamhaft mit Feigenblättern, und bald liefen Frauen wie wandelnde Zelte herum. Was ist so schlimm am Nacktsein? Es war Gottes eigene Idee. Wenn das also eine Sünde ist, bedeutet es a) dass er ein Voyeur ist oder b) einen Fehler gemacht hat, was per definitionem auszuschließen ist.

Ich gebe zu, dass die Welt wohl noch nicht wieder reif dafür ist. Nicht, ehe das Öl versiegt und sich alle ihre Klamotten selber schneidern müssen. Stimmt, der Garten Eden lag in Mesopotamien, wo man sich nicht so schnell Frostbeulen holt. Aber wenigstens in der Abgeschiedenheit des eigenen Heims könnte man doch FKK praktizieren!

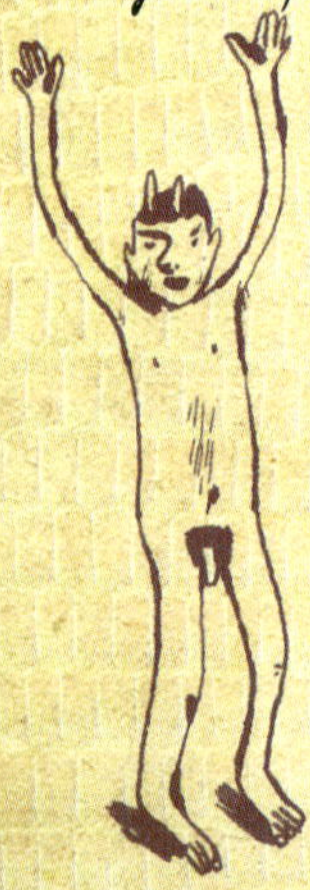

Kein Wunder, dass Ihr Sexleben brach liegt, wenn Sie schamhaft verbergen, was Sie zu bieten haben. Dabei gibt es gar keinen Grund dafür. Hier bei uns gibt es Leute mit 2000 Jahre alten Penissen, trotzdem kämen sie nie auf die Idee, diese zu verhüllen (außer an Grillabenden). Den eigenen Körper zu akzeptieren, ist der erste Schritt zur sexuellen Befreiung. Also machen Sie sich frei! Mir zuliebe …

Wenn ich eines Tages wieder das Sagen bekomme, verbiete ich das Lichtausknipsen beim Sex. Meine Hilfsteufel und Dämonen werden aufpassen! Könnt ihr Menschen nicht mal locker lassen, verdammt?

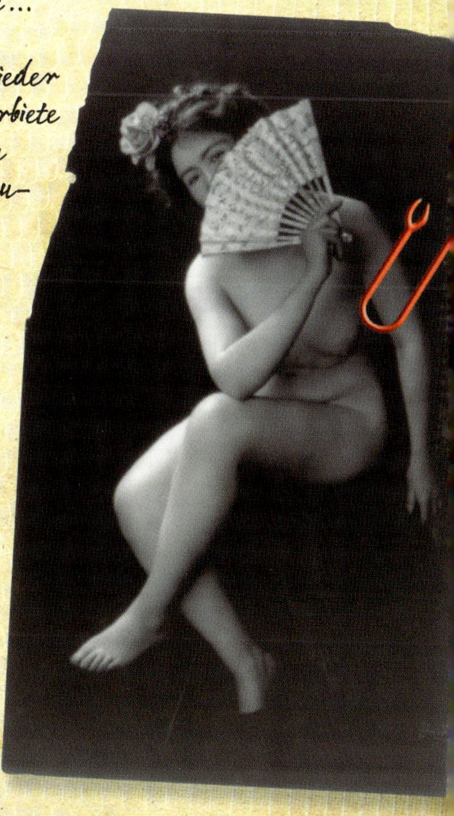

* Eva war die erste oben-ohne-Kellnerin. Mein Freund Milton beschreibt das in der Biographie meiner frühen Jahre.

Dieses Blumenkind aus San Francisco hat es begriffen!

KÜSSCHEN

Viele denken, das Küssen sei eine einfache Sache: Man spitzt die Lippen und schmatzt. Sollte das Ihr aktueller Kenntnisstand sein, haben Sie bis jetzt wohl nur Ihre Großmutter geküsst. Tatsächlich ist das Küssen ein so komplexer Vorgang, dass viele es schnell zugunsten von Aktivitäten südlich der Schulter aufgeben. Was schade ist. Denn beim Küssen trennt sich die Spreu vom Weizen, der Novize vom Galan. Allerdings bedarf es einiger Übung. Am besten mit einem anderen Mann.* Ich weiß, dass viele von Ihnen lieber ein Meerschweinchen ablecken würden. Aber wenn Sie einen Mann küssen, brauchen Sie nicht zu fürchten, dass er je darüber reden wird. Eine Frau hat mit Sicherheit was zu meckern und nennt Sie einen fehlgeleiteten Staubsauger.

Nase und Zunge spielen eine besondere Rolle. Entscheiden Sie, auf welche Seite Sie Ihre Nase halten wollen, und bleiben Sie dabei. Die Frau neigt sich dann automatisch in die andere Richtung, und Sie vermeiden peinliche Zusammenstöße. Lassen Sie die Zunge im Mund, bis die Frau ihren öffnet. Leicht anklopfen ist okay, aber wenn Sie das Ding wie einen Rohrreiniger versenken, beißt sie es entweder ab oder muss würgen. Nix gut!

»Ein Kuss ist nur ein Kuss!«
Da hatte jemand echt keine Ahnung ...

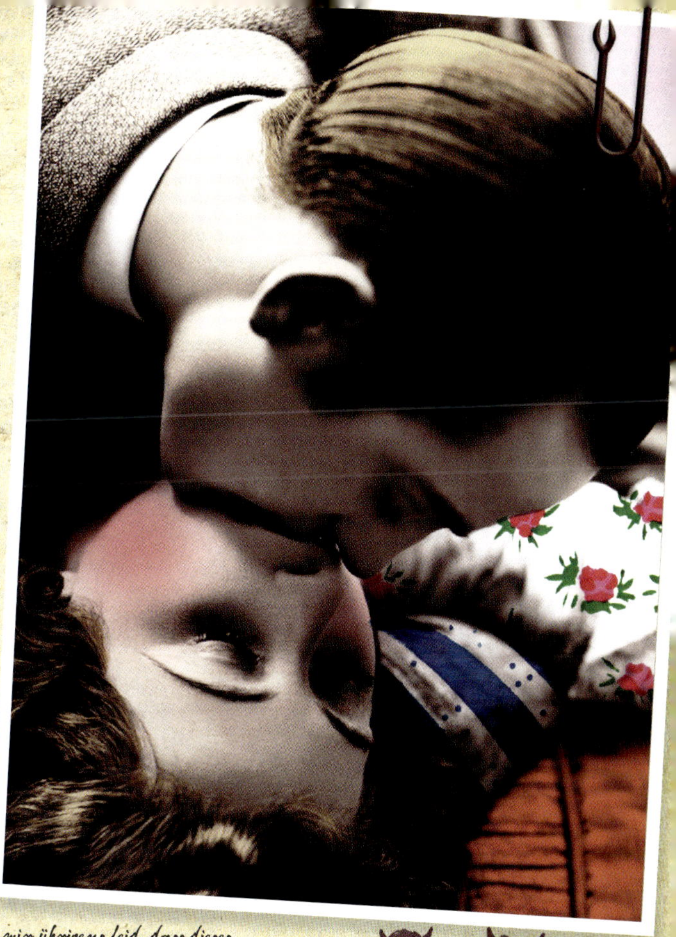

* Es tut mir übrigens leid, dass dieses Buch rein heterosexuell ist. Die Landschaften am anderen Ufer sind so wunderbar vielfältig, dass sie ein eigenes Werk erfordern. Auch ohne Kritik der verschiedenen Fraktionen habe ich hier unten schon genug Ärger.

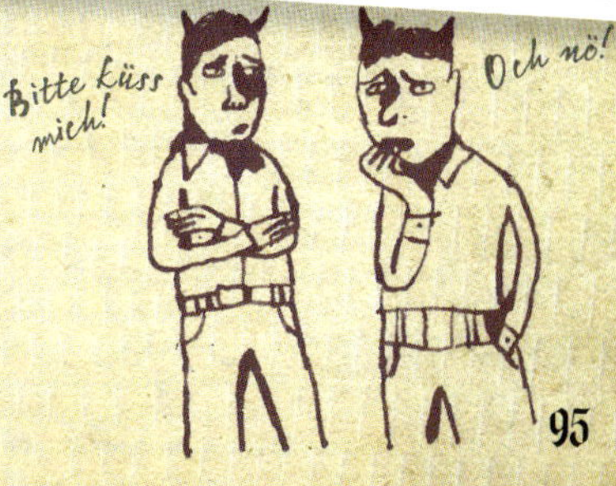

SCHNIPP-SCHNAPP

Der Amerikaner hat es nicht so mit der Vorhaut. Mag der Europäer mit seinen Erbmonarchien und seiner regressiven Besteuerung auch an seinem mittelalterlichen Zipfelmützlein festhalten, die Neue Welt hat gegen diesen überflüssigen Hautlappen entschieden. Der US-Bürger glaubt zu wissen, dass die Beschneidung die Hygiene fördert, Krebs vorbeugt und vor HIV schützt. Das ist aber Quatsch. Das Einzige, wovor sie schützt, sind Einkommenseinbußen der Ärzteschaft. Bei 200 $ pro Schnitt kann man verstehen, warum die Herren in Weiß so eindringlich dazu raten. Das einzige Geschäft, das die Amerikaner verstehen, ist das Geschäft, wie man so zutreffend sagt. Normalerweise finde ich es in Ordnung, wenn Leuten für nichts und wieder nichts Geld abgeknöpft wird (daher meine Sympathie für Anwälte), aber wenn Profit mit Lust kollidiert, ist bei mir Sense.

Im Islam und im Judentum ist die Beschneidung ein wichtiges religiöses Ritual. Warum wohl? Weil es zugleich die Lust beschneidet! In der Vorhaut befinden sich viele freudig erregbare Nervenenden. (Falls Ihnen noch nie eine Frau das überstehende Zipfelchen ausgeschleckt hat, schlagen Sie dieses Buch bitte zu und holen das Versäumte umgehend nach!)

Sie schützt die Eichel und hält alles feucht und empfindsam. Wenn Sie also hauptsächlich daran interessiert sind, dass die Menschen häufiger in Heiligen Schriften lesen und weniger Spaß haben, ist die Beschneidung ein konsequenter Schritt. Allerdings auch ein Einschnitt in die Vielfalt des Lebens. Kurz: Mit der Vorhaut hat der Alte einen Fehler gemacht, und als er es merkte, setzte er seinen Anhängern den Floh ins Ohr, das Dinge müsse weg. Glauben Sie kein Wort!

Möchten Sie die Rechnung lieber in Vollnarkose bekommen?

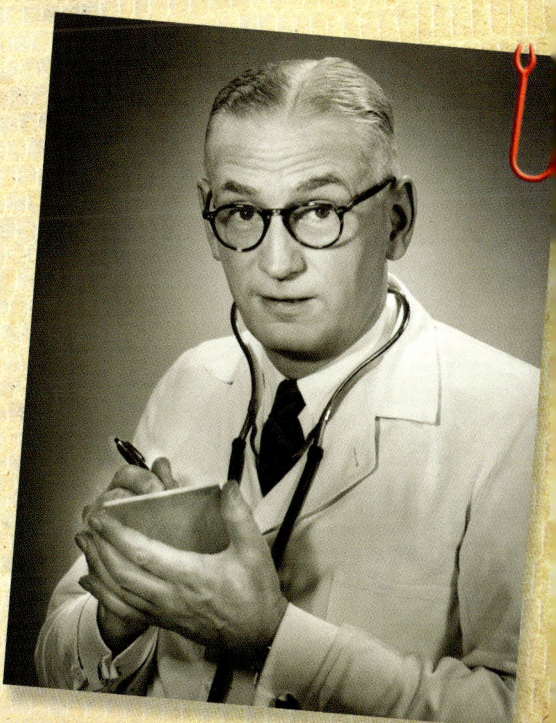

So nicht!

Göttlichkeit ist Reinheit. Das sollte genügen, um Sie abzutörnen. Glauben Sie bloß nicht, dass in Ihrem Bett noch was los ist, wenn Sie dem Alten nacheifern! Das heißt aber nicht, dass ich die Hygienevorstellungen meines Gatten gutheiße (er badet einmal im Monat, und dann hängt der Schwefelgeruch tagelang im Badezimmer). Konzentrieren wir uns auf das Heilige Dreieck. Niemand will wie ein vergammelter Heilbutt riechen, aber auch nicht nach Rosen, Schattenmorellen oder Aprikosen. Sie sind doch kein Obstkorb! Wenn es um Intimhygiene geht, braucht die kluge Frau nichts, was nicht aus dem Wasserhahn kommt. Kein Spray, keine Waschlotion, kein Dufttüchlein und am liebsten auch keinen Schlüpfer. Im Tal der Puppen hat man gern frische Luft, und dann möchte man ja auch jederzeit bereit sein.

Und was haben die Leute neuerdings gegen Haare? Als ich neulich bei euch da oben einen Einkaufsbummel machte, hat mich der aktuelle Enthaarungs-Hype zutiefst schockiert. Dass man mit nackten Beinen nicht für einen Yeti gehalten werden möchte, kann ich verstehen. Auch sollten Männer und Frauen keine Bärte tragen. Aber was ist mit der Achselhöhle, diesem dankbaren Empfänger von Zungen, Nasen und Penissen? Was ist gewonnen, wenn sie stachelig wird? Und was wird aus dem genüsslichen Wuscheln im Busch? Die Rasur kratzt, Cremes reizen die Haut. Was soll das? 20 000 Schamhaarwurzeln brüllen: NEIN!!! Vom Waxing will ich gar nicht erst reden, egal, was die Brasilianer finden. Nein, meine Damen: Wenn Ihr Kerl kein Haar an Ihnen sehen will, schießen Sie ihn zum Mond!

Lilith

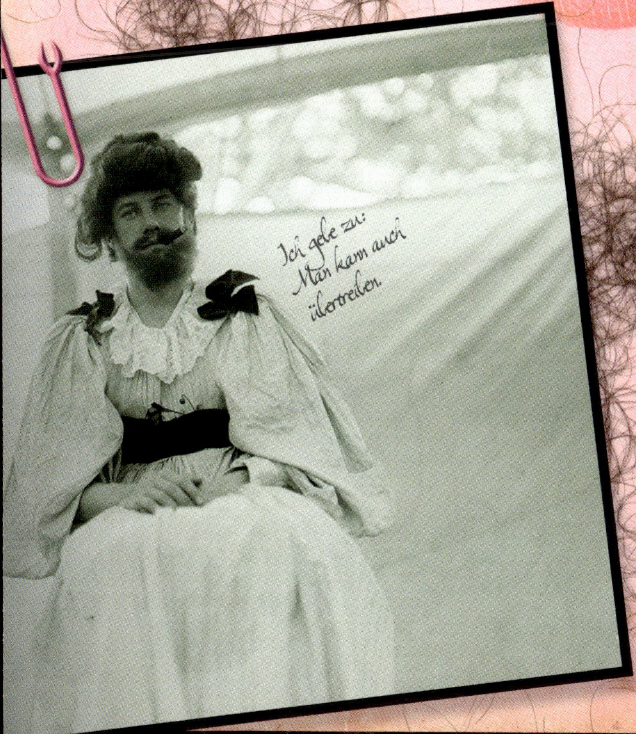

HINTENRUM

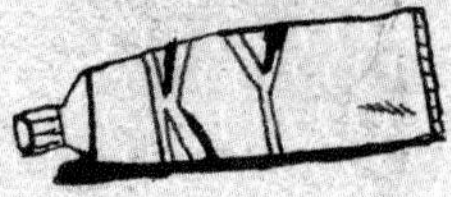

Wenn Sie sich oft Pornos ansehen (und wer tut das nicht?), wissen Sie, dass die Vagina total out ist. Der Hintereingang ist angesagt, und wenn Sie dafür nicht offen sind, könnten Sie nicht mal in einem Mönchskloster bestehen. Ich möchte deshalb Ihr Augenmerk auf den Lieferanteneingang lenken. Beginnen wir mit seinem ansprechenden Äußeren. Es gleicht einer Zwergaster mit ihren kleinen, kreisförmig angeordneten Blütenblättern. Bemerkenswert auch der feste Halt, den alles findet, was man einführt. Und stellen Sie sich nur vor, was Ihre Mutter sagen würde, wüsste sie, womit Sie sich da beschäftigen! Wie bei allem, was verboten ist, weil es angeblich schmutzig ist, geht es in Wahrheit auch hier darum zu verbieten, was Spaß macht.

Dazu brauchen Sie jedoch etwas Schmiere. Was Sie benutzen, hängt davon ab, was Sie vorhaben. Spucke reicht für den kleinen Finger, etwas Reichhaltigeres brauchen Sie für Dildos oder Wurzelgemüse. Und zwecks Kontinenz die Backen halten!

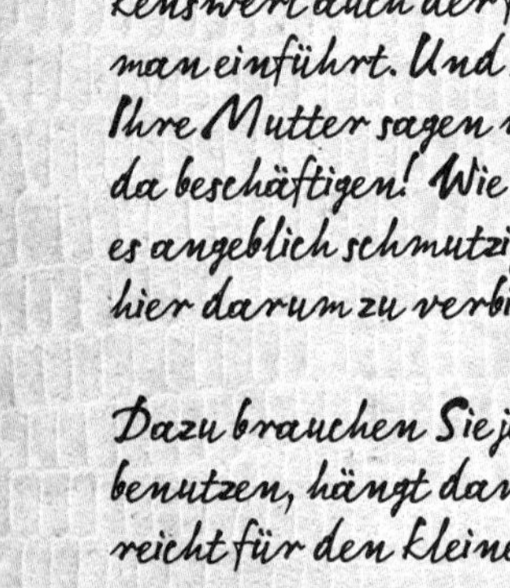

Unsere Rechtsabteilung besteht auf folgender Klarstellung. (Ich weiß zwar nicht, wer mich

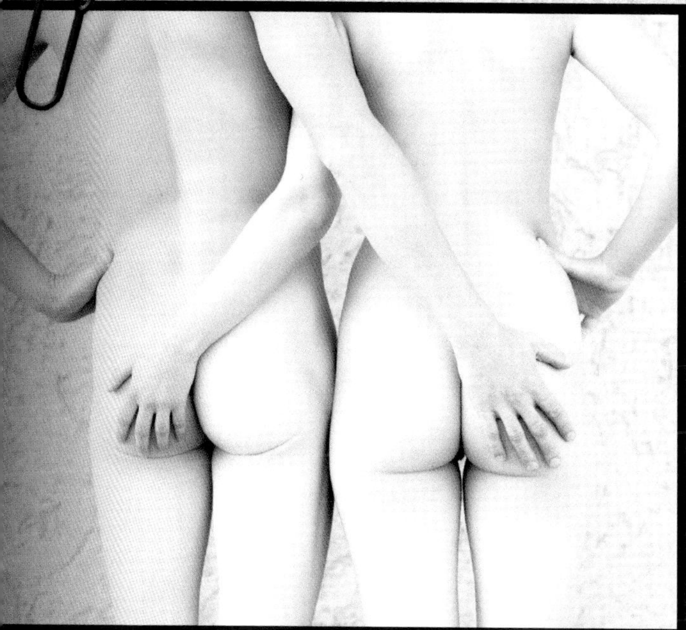

Dieses Paar prüft gerade, ob alles noch rund läuft.

hier unten verklagen soll, aber Sie kennen ja Anwälte.) 1. Ein Gummi wird empfohlen, wenn es der Penis ist, der eingeführt werden soll. 2. Die Kombination von Braun und Rosa sieht nur bei Schoko/Erdbeereis gut aus.

M.a.W.: Ein Penis, der im Rektum war, sollte erst nach Dusche/Bad bei der Vagina um Einlass bitten.

TALWÄRTS

Wie groß ist die Klitoris? Alle Jungen, die jetzt »drei Millimeter im Durchmesser« gesagt haben, holen sich sofort beim Schulleiter eine Tracht Prügel ab! Die Klitoris ist nämlich zirka zwölf Zentimeter lang und umgibt wie eine Wünschelrute die vaginale Öffnung. Was die Jungen meinten, war der Kitzler. Den als Erstes anzusteuern, wenn Sie Lust spenden wollen, ist keine gute Idee. Fangen Sie tiefer an, und zwar sanft mit der Zunge die Schamlippen rauf und runter, zwischen den inneren und äußeren. Wenn eins zum anderen führt, robben Sie sich zum Häutchen über dem Kitzler vor und schieben die Zunge darunter.

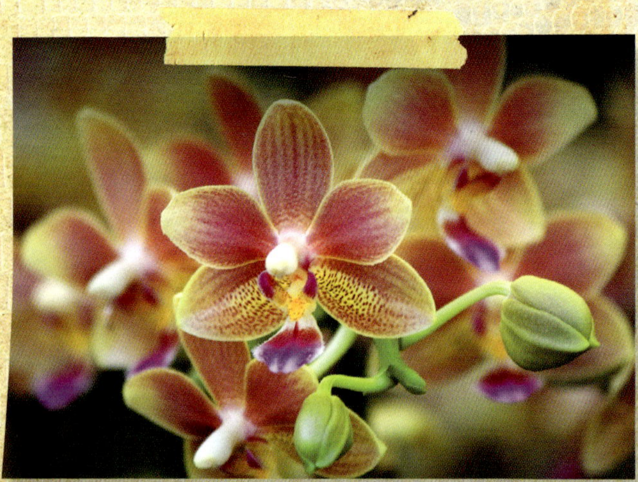

Lasst Blumen sprechen …

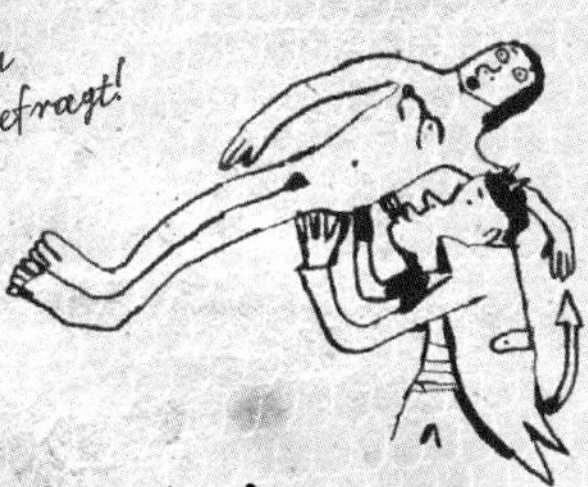

WARNUNG

NIEMALS kräftig in eine Vagina pusten (außer die Dame ist aus Gummi)!

Zuerst liegt die Dame auf dem Rücken, weil Sie so überall schön rankommen. Falls Ihre Halswirbelsäule nicht aus Gummi ist, bekommen Sie dabei allerdings bald einen steifen Nacken. Bis dahin sollte aber schon alles im Fluss sein, und die Dame wird sich gern auf die Seite legen. Dann schieben Sie Ihren Kopf auf ihren Innenschenkel, legen ihr anderes Bein über Ihre Schulter, und so können Sie es sich ein paar Stunden gemütlich machen.

Beim Oralsex hilft Gedankenlesen, weil Frauen hierbei für ihre Verhältnisse erstaunlich wortkarg sind. Im Zweifelsfall hilft es, schneller, aber nicht fester die Zunge zu bewegen. Und rhythmisch nicht zwischen Blues und Free Jazz wechseln! 3/4-Takt ist gut.

Rote Wochen

Während der Periode lindert dieses Vorgehen die verfluchten Krämpfe und wird dankbar angenommen. Für Sie springt eine nahrhafte Mahlzeit dabei heraus.

Moby Dick

Der Blow Job ist für Männer aller Epochen das Größte. Nur die Alten Griechen hatten andere Vorlieben. Der Grieche von heute, so hört man, hat sich mittlerweile angepasst. Machen Sie mimisch und gestisch klar, dass Sie dieser Spielart nicht abgeneigt sind, und er wird für Sie brennen. (Sie müssen es dann aber auch irgendwann tun, sonst mault er.) Sie brauchen nicht besonders gut zu sein (rein damit und lutschen), denn Männer sind nicht besonders anspruchsvoll. Ihr Ruf als teuflische Verführerin hebt sich, wenn Sie Folgendes beachten:

1. Der größte Teil seiner Männlichkeit ist nur Show. Konzentrieren Sie sich auf die Eichel und ihren Rand. Immer schön mit der Zunge

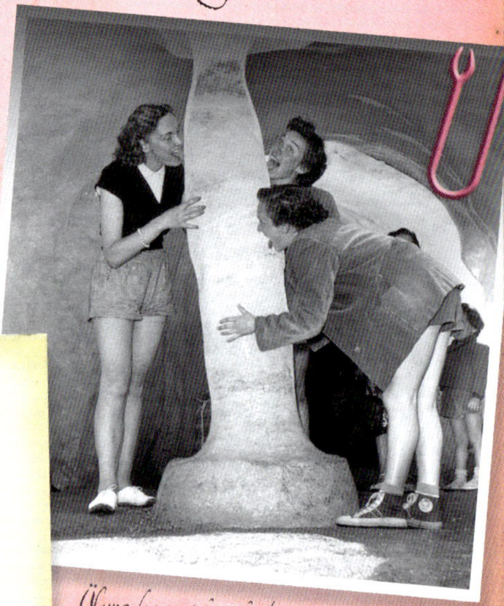

Übung kann nicht schaden.

Diät

Sperma hat ca. fünf Kalorien pro Portion, fällt also als Zwischenmahlzeit nicht ins Gewicht.

drumrum, und er hört die Engel singen. Die Naht, die nach unten/hinten führt, die sog. »Banjosaite«, ist ebenfalls dankbar fürs Bespieltwerden.

II. Musikalisches Summen wird gern gehört. Sollte Mahlers Sechste Ihr Lieblingsstück sein, summen Sie lieber Ihr zweitliebstes.

III. Nicht nötig, das ganze Ding zu bearbeiten. Sie sind schließlich kein Schwertschlucker. Lieber die Hand fest um den Schaft und im Takt der Musik dirigieren.

IV. Wenn Ihnen langweilig wird oder Desperate Housewives gleich anfängt: Finger ins finsterste Loch, und die Sonne geht auf!

V. Der Moment der Wahrheit: Nirgends steht geschrieben, dass Sie schlucken müssen. Aber hinterher zu würgen, ist stillos. Im Zweifelsfall aus der Schusslinie gehen, Zunge in die Rille unter der Eichel und weiter pumpen. Er wird es nicht merken.

Lilith

REDE MIT IHR

Es mag Sie schockieren, meine Herren, aber ich muss es Ihnen sagen: Frauen mögen »dirty talk«. Allerdings nicht bei jeder Gelegenheit. Wenn Sie beispielsweise am Supermarktregal vor 300 Kunden verkünden, wie Sie es heute Abend im Bett gern hätten, kann die Sache schief gehen. Doch wenn das Licht gedimmt, die Katze vor die Tür gesetzt und die CD mit den Stylistics eingelegt ist, vergessen Frauen alles, was sie über Anstand wissen. Ab einem gewissen Punkt können Sie Sachen sagen, die einen Seemann auf Landgang erröten lassen. Je zügelloser Sie reden, desto mehr kommt sie in Fahrt. Vergessen Sie das Gesäusel von

WENDEKREIS DES KREBSES

Wenn Sie eher der biedere Typ sind und Ihnen in der Hitze des Gefechts die Worte fehlen, lesen Sie Henry Miller. Der Michelangelo der Obszönität erweitert Ihren Wortschatz und wappnet Sie für mehr, als Sie je erleben werden.

PRAKTISCHER NUTZEN *****

LITERARISCHER WERT ***

TEUFLISCHKEIT ****

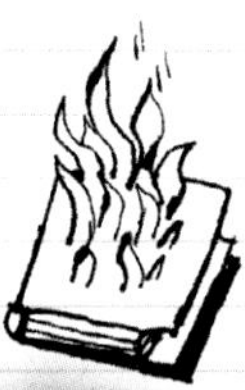

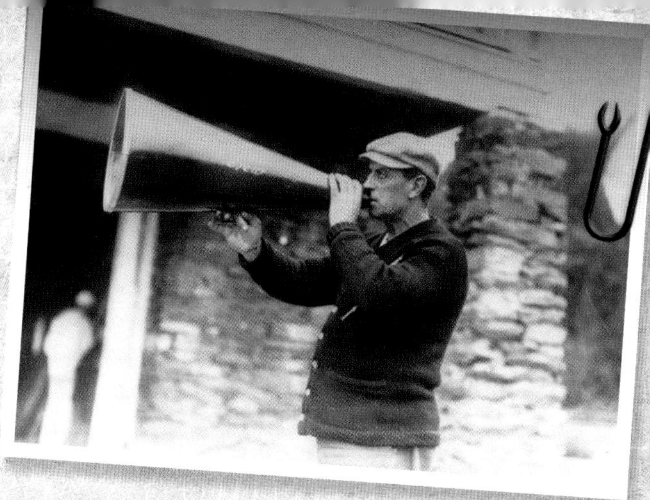

Die Dame soll nicht taub, sondern scharf werden!

»Himmelspforte«, »Schmuckkästlein« und »Honigtopf«, und langen Sie in die unterste Schublade Ihres Wortschatzes!

Eine tiefe, animalische Stimme mit dem Timbre eines Gérard Depardieu verstärkt die Wirkung. Aber werden Sie nicht laut! Sie sind nicht im Fußballstadion. Falls sie jedoch schreien will – heureka! Je mehr Nachbarn hören, wie unwiderstehlich Sie sind und wie wild Ihre Frau darauf ist, Ihren Lustspender zu begrüßen – umso besser!

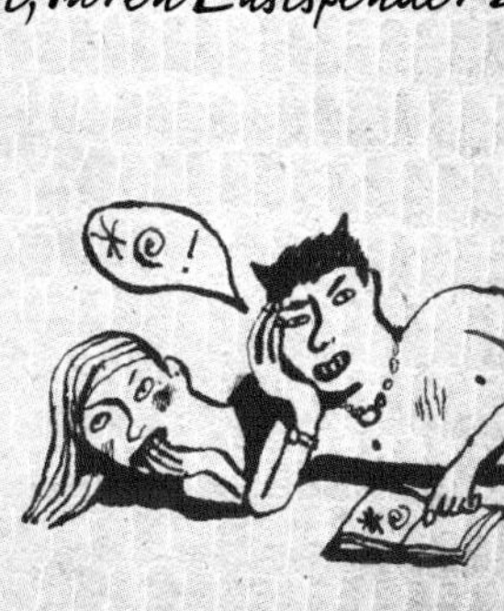

ZU VIEL DES GUTEN

Ein Junge, zwei Mädels; ein Mädel, zwei Jungs; ein Mädel, ein Junge, eine Ziege o.ä. – ein Dreier ist ein diplomatisches Minenfeld. Okay, es ist eine schöne Idee, wie der Weltfrieden oder die selbstreinigende Knoblauchpresse. Aber niemandem sind diese Dinge wichtig genug, um sich so konsequent dahinterzuklemmen, dass sie funktionieren. Am ehesten ist ein Dreier zu verkraften, der sich spontan ergibt, weil man nach zu vielen Daiquiris den letzten Bus verpasst hat: ein bisschen Gekicher, ein bisschen Gefummel, ein bisschen Rumgemache, und dann schläft man ein. Am nächsten Morgen tun alle so, als wüssten sie nicht, was passiert ist, und gehen ihrer Wege. Alles andere erfordert Planung und Logistik, wie bei den Swingern mit ihren bekloppten Kondomkörbchen und Aschenbechern.

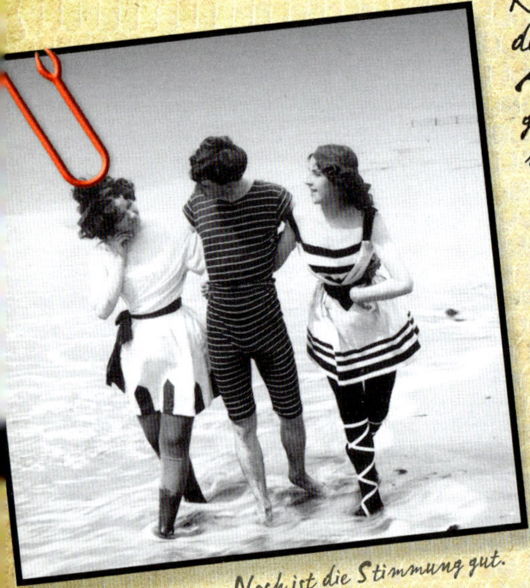

Noch ist die Stimmung gut. Noch!

Was daran stört

I. Sind zwei Männer beteiligt, artet es schnell zu einem olympischen Wettbewerb aus, der im Streit endet.

II. Sind zwei Frauen beteiligt, bekommt logischerweise nur eine den Luststab, während die andere sich was einfallen lassen muss. Auch das endet leicht im Streit.

III. Sind ein festes Paar und eine Aushilfskraft beteiligt, werden beide Partner um die Gunst des Dritten buhlen, was natürlich im Streit endet.

Ich an Ihrer Stelle würde bei der guten alten Orgie bleiben. Mehr Auswahl, reichlich Drinks, und wenn's langweilig wird, geht man unbemerkt ins Nebenzimmer und schaltet den Homeshopping-Kanal ein.

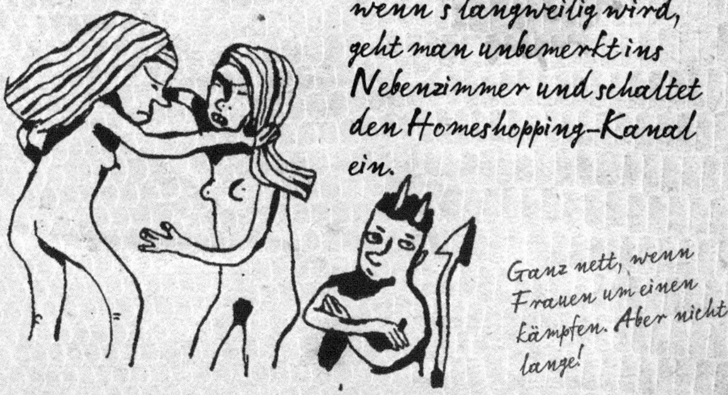
Ganz nett, wenn Frauen um einen kämpfen. Aber nicht lange!

FETISCHE

Die Moralapostel unter Ihnen denken jetzt vielleicht: Wie kann mir jemand was von Fetischen erzählen, der auf Ziegen steht? Alle anderen denken: Na, endlich. Ersteren möchte ich zurufen: Erweitern Sie Ihren Horizont! Bei einem Fetisch handelt es sich um eine Fixierung auf einen leblosen Gegenstand, der den Fetischisten antörnt. Eine Ziege mag nicht Ihre Kragenweite sein, aber sie ist alles andere als leblos! Und nein, für tote Ziegen habe ich auch nichts übrig. Ich bin doch nicht pervers! Meine Ziegen tragen keine Windeln oder Gummistiefel, wenn sie nicht wollen. In dieser Hinsicht bin ich völlig …

Den anderen rufe ich zu: Erweitern Sie Ihren Horizont! High Heels? Haarbürsten? Das kann doch nicht alles sein! Wenn Sie das Fleischliche vernachlässigen, triumphieren am Ende noch die Saubermänner. Schmachten Sie kein gebrauchtes Spitzenhöschen an, kommen Sie zur Sache!

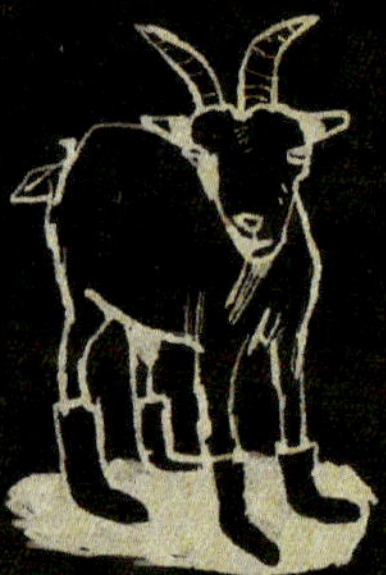

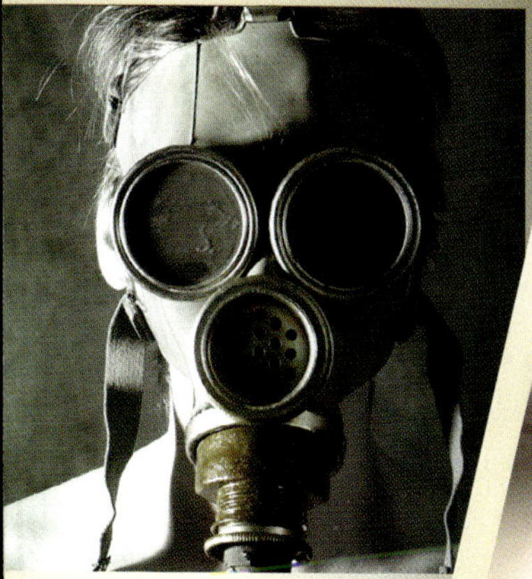

Nicht so schüchtern! Ich weiß, wer Sie sind ...

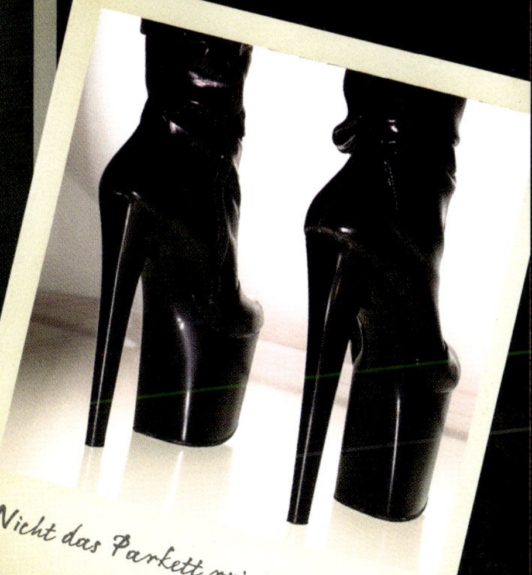

Nicht das Parkett ruinieren!

Du Contrat Sexuel

Jean-Jacques Rousseau mochte die Stoffe und Polster seiner Geliebten, Madame de Varens. Er wanderte durch ihr Haus, befummelte ihre Vorhänge und schnüffelte an dem Sessel, in dem sie gesessen hatte. Sonst tat er nicht viel. Hier unten hat er's mit Bettlaken. Ein freier Mann und doch gefesselt (kein politisches Statement, sondern eine erotische Fantasie).

MEMO

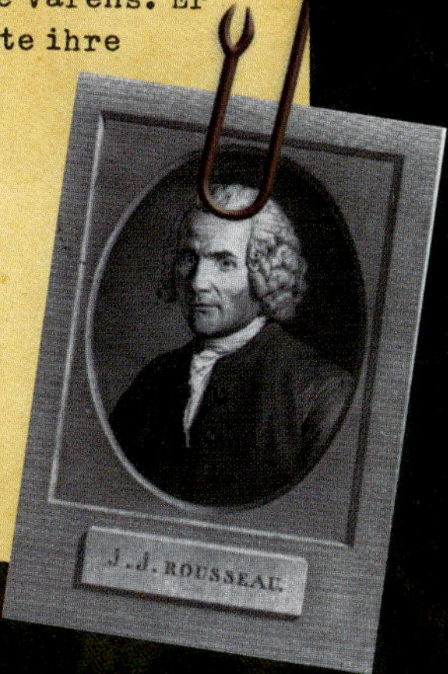

ONAN, DER BARBAR

Masturbation bringt den Allmächtigen auf die Palme (hübsches Bild, eigentlich). Und warum? Weil Sie einfach Spaß haben, ohne Zeugungswille, ohne Sinn und Zweck und ohne dass ein anderer was davon hat. Ich, ich, ich! Das schockiert ihn natürlich. Deswegen versucht er mit jeder Menge Latrinenparolen euch davon abzubringen. Dass es blind macht. Dass es Lebens- bzw. Manneskraft raubt. Dass es geisteskrank macht. Dass es kindisch ist. Dass es süchtig macht, man tut nichts anderes mehr, isst und trinkt nicht. Wenn man dann stirbt, ist der Leichnam völlig ausgemergelt, nur der Luststab ragt angeschwollen in die Höhe …

Symbolisches Geschmier unserer Grafiker …

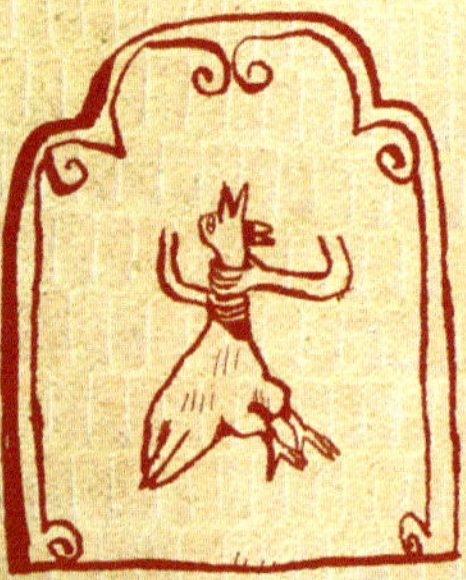

Dabei weiß jeder, dass wichtige Dinge selbst erledigen der sicherste Weg ist. Außerdem kennen Sie sich selbst am besten und wissen, was Ihnen gut tut. Falls nicht – schämen Sie sich!

Warum also so zurückhaltend? Wissen Sie was: Das ist einfach Faulheit. Und Sie wissen, was der Große Boss davon hält. Es ist also Ihre heilige Pflicht, die

Dinge selbst in die Hand zu nehmen und gründlich zu erkunden, welches Lustpotenzial der Alte Zausel Ihnen mitgegeben hat. Lassen Sie Ihre Talente nicht ungenutzt, stellen Sie Ihr Licht nicht unter den Scheffel – oder wie immer Sein Gebot hierfür lautete. Sie wollen doch nicht sündigen, oder?

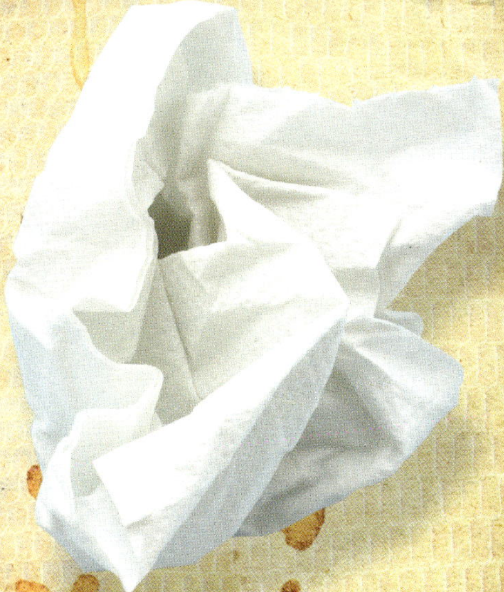

Serviette – für das Klebrige im Mann.

Einerlei

Niemand schätzt einen Orgasmus mehr als ich. Es ist eine schöne Art, den Nachmittagstee zu vervollkommnen. Ein subtiles, stimulierendes Vorspiel, zärtliche Berührungen, intime Umarmungen, die immer fordernder werden und Leidenschaft entfachen, bis man fürchtet zu explodieren, wenn nicht gleich was passiert, unbändiges Verlangen, das sich ins Unerträgliche steigert, immer mehr, immer drängender, bis alles um einen herum zusammenbricht, sich wundersam auflöst und in den honiggelben Sonnenuntergang entschwindet ... Wie gesagt: eine feine Sache, so ein Orgasmus.

Aber das wollte ich gar nicht sagen. Vielmehr wollte ich Sie fragen, wann Sie zuletzt einfach nur rumgemacht haben. So schön, wie ein Orgasmus ist: Wenn nur das in Ihrem Schlafzimmer zählt, dann gute Nacht! Sie haben keinen gehabt, na und? Manchmal sind Sie doch schon hin und weg, wenn Er nur lächelt und an Ihrem BH nestelt, oder? Wenn Er aber denkt, für Sie zählt nur der Schuss, können Sie schon mal die Meg Ryan-Nummer üben. Männer kennen nur zwei Dinge: Sex und Fußball, und wenn Sie nicht gegensteuern, gehen sie beides auf dieselbe Weise an.

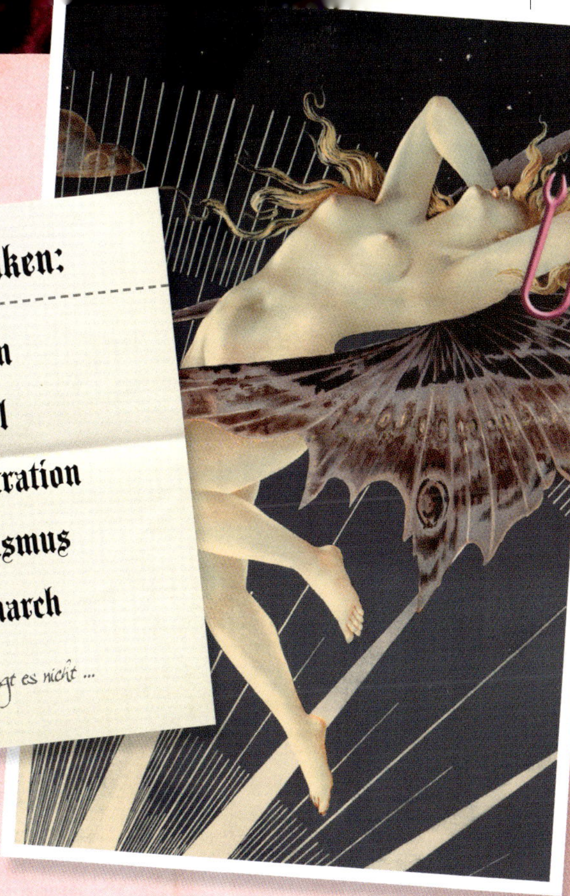

Abhaken:

- ☐ Küssen
- ☐ Nippel
- ☐ Penetration
- ☐ Orgasmus
- ☐ Schnarch

Abhaksex bringt es nicht ...

Machen Sie ihm also klar, dass Sie genießen wollen. Und dass das für Sie nicht unbedingt Einlochen bedeutet. Er wird es nicht gleich verstehen, aber er ist ja lernfähig, oder?

Lilith

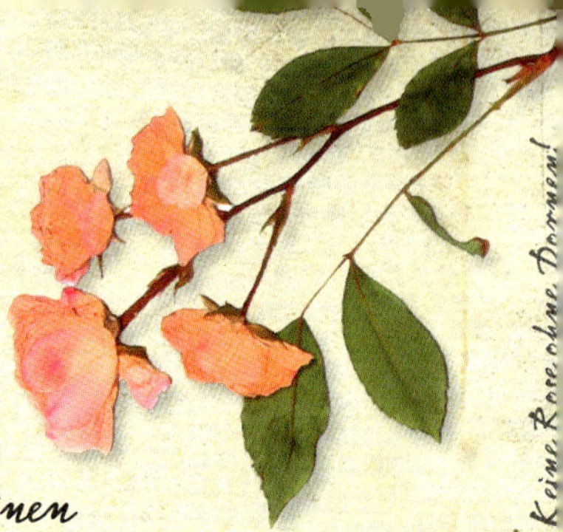

Keine Rose ohne Dornen!

AL FRESCO

Sex an der frischen Luft ist klimaabhängig. Im hohen Norden holt man sich leicht Frostbeulen, im tiefsten Süden einen Sonnenstich. Im Westen ist es meist zu nass, im Osten oft zu windig. Die Tatsache, dass diese Spielart einen italienischen Namen hat, weist schon darauf hin, dass sie nur dort regelmäßig praktiziert werden kann. Bei uns hier unten ist sie auch sehr beliebt, aber wir haben es ja auch schön warm. Wenn Sie kein Italiener und noch nicht unser Gast sind, aber trotzdem einen Hang zur Natur haben, beachten Sie Folgendes:

1. **Kleidung.** Unterwäsche bleibt zu Hause. Ein Kleid mit weitem Rock bedeckt so manche süße Sünde, wenn die Dame auf Ihrem Schoß sitzt. Latzhosen sind auch hier das Letzte.

1. **Am Strand.** Schmirgelpapier wird aus gutem Grund mit Sand beschichtet. Um das Gefühl von tausend Stecknadeln unter der Vorhaut zu vermeiden, nehmen Sie dicke Handtücher mit!

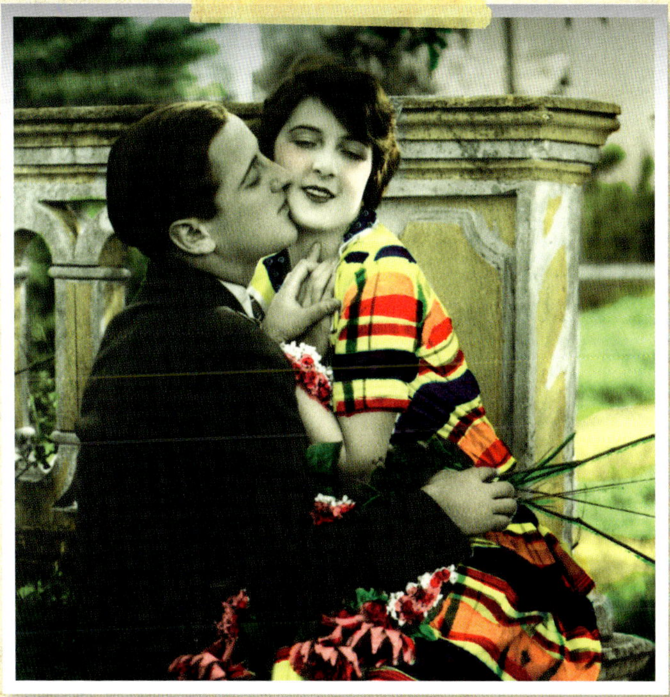

Tut mir leid, Hermine, aber frische Luft macht mich zum Stier.

III. **Blumenwiese.** *Ideal! Hohes Gras, ein laues Lüftchen, Mohn und Hirtentäschel, Grillengezirp. Wenn Sie aufhören zu niesen und Ihre Augen nicht mehr tränen, kann es noch ein schöner Tag werden.*

IV. **Wald.** *Dort leben Bären. Nicht dass Sie sagen, ich hätte Sie nicht gewarnt …*

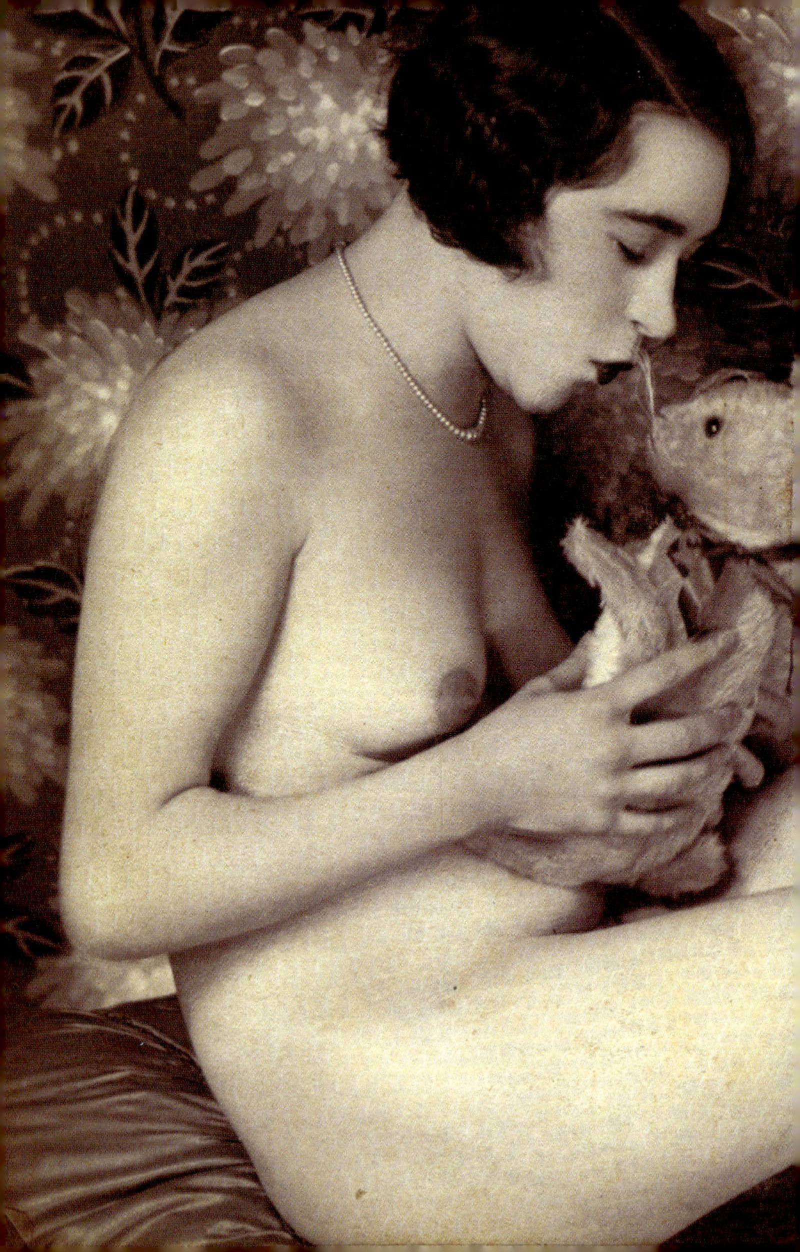

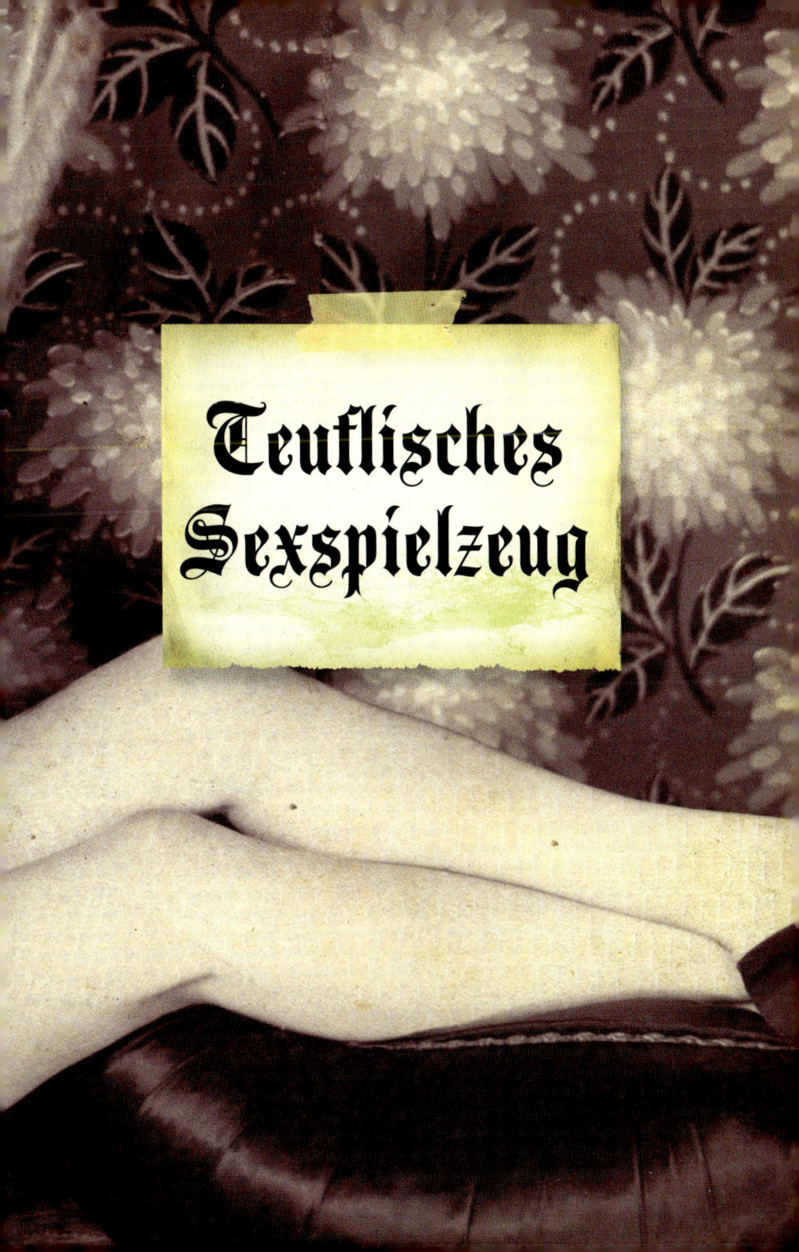
Teuflisches
Sexspielzeug

VERKLEIDEN

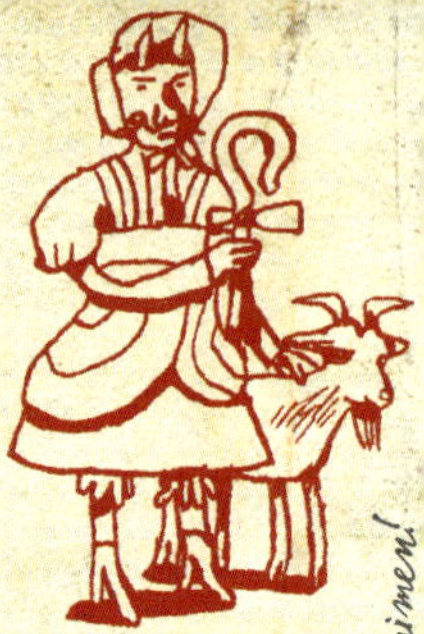

Ich liebe es, die Ziegenhirtin zu mimen!

Sich verkleiden ist eine gute Methode, bürgerliche Schüchternheit zu überwinden. Ein Mann mit Brustschild und besticktem Hosenlatz fühlt sich unwiderstehlich. Genau wie eine Frau in einem kreischroten Schnürmieder und schenkelhohen Stiefeln. Richterroben, Schuluniformen, Hotpants, Feuerwehr-Overalls, Vampirumhänge, Gorillakostüme, Kardinalsgewänder – alles, was Ihnen hilft, den Alltag abzuschütteln und das Tier in Ihnen freizusetzen, ist ganz in meinem Sinne. Haben Sie es schon mal mit Hörnern und Schwanz versucht? Die Hörner bieten Halt, weil die Dame was zum Anfassen hat, der Schwanz ist als Peitsche zu gebrauchen. Wenn Sie dabei an mich denken, ist das ein echtes Aphrodosiakum.

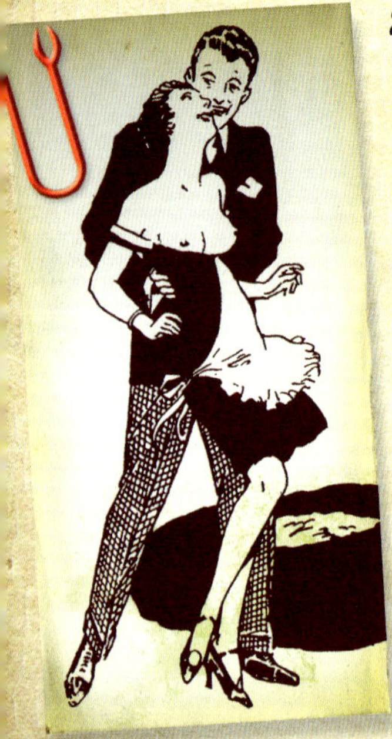

Nicht doch, Herr Graf! Ich habe Ihren Nippes noch gar nicht abgestaubt.

Schlüpfen Sie in etwas nettes Knappes, und los geht's!

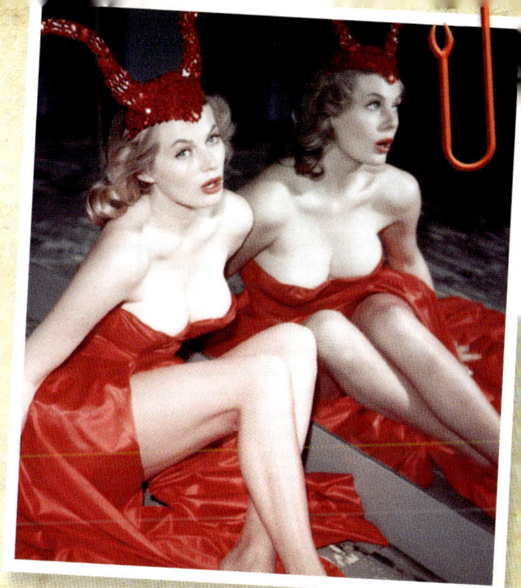

Was immer Sie anziehen – achten Sie darauf, dass es waschbar ist und sich leicht ausziehen lässt. Sonst wollen Sie loslegen und nesteln erst 20 Minuten an den Haken und Ösen Ihres Rotkäppchenkostüms herum!

Vielleicht kommen Sie sich verkleidet albern vor. Aber Sex soll Spaß machen und ist kein Bergmanfilm. Wenn Ihnen Kostüme komplett gegen den Strich gehen, denken Sie sich in eine Rolle hinein. Peppen Sie Ihre Beziehung auf, spielen Sie Ihr Lieblingspaar nach: Brad und Angelina, Sting und Trudi, Kirk und Leutnant Uhura. Oder Sie mimen Paare, die es leider nie gab: Mae West und Errol Flynn, Charles de Gaulle und Cher, Condoleeza Rice und Charlton Heston. Schließen Sie die Augen und seien Sie, wer Sie wollen!

FESSELN

Hier geht es natürlich nicht darum, dass Sie Ihren Wünschen und Bedürfnissen Fesseln anlegen sollen, sondern darum, Ihre Liebste so zu platzieren, wie Sie sie brauchen, damit Sie tun können … was immer Sie wollen. Sich in die Hände einer höheren Macht zu geben, ist etwas Schönes, aber zugegeben: nach ein paar Hundert Jahren wird es langweilig.

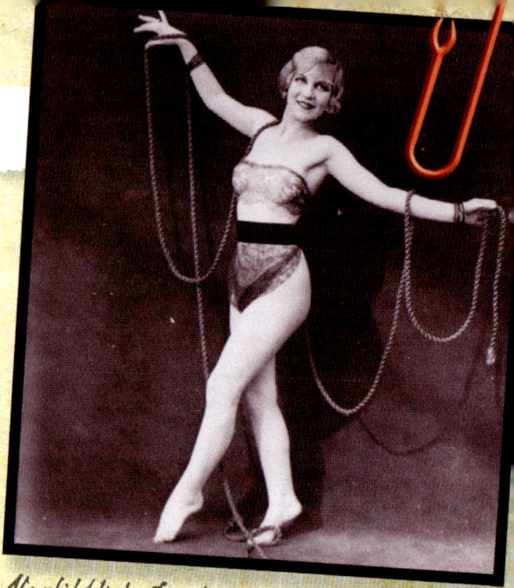

Vorbildliche Bindungsfähigkeit!

Obwohl ich Regeln verabscheue und mich persönlich einen Dreck darum schere, gibt es Regeln für Fesselspiele, die dem beiderseitigen Vergnügen dienen:

1. Alles schön festzurren, damit nichts wegrutscht – aber nicht so fest, dass wichtige Körperregionen nicht mehr durchblutet werden. Gut sind Handschellen, besonders wenn sie mit Ziegenleder gefüttert sind.

II. **Lassen Sie** den anderen eine Weile allein, aber vergessen Sie nicht, zurückzukommen. Ich kannte mal eine Frau, die sich zwischenzeitlich in ein »Buffy, die Vampirjägerin«-Video vertiefte, und als es ihr endlich wieder einfiel, war der Ärger groß.

III. **Keine** Halsfesseln! Ein paar Höllenbewohner standen früher drauf, und der Gefesselte machte ein ziemlich dummes Gesicht, als die Polizei kam und Erklärungen verlangte.

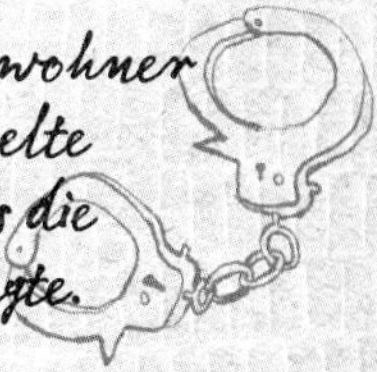

DER MENSCHEN HÖRIGKEIT

Somerset Maugham hat dem 20. Jahrhundert ein großes Werk geschenkt. Es geht um einen Künstler, der erst nicht zu Potte kommt und am Ende feststellt, dass er am liebsten auf dem Lande wohnen und einen anständigen Job haben will. Wirklich gut. Aber denken Sie lieber noch mal nach, ehe Sie das Buch kaufen!

PRAKTISCHER NUTZEN *

LITERARISCHER WERT *****

TEUFLISCHKEIT NULL

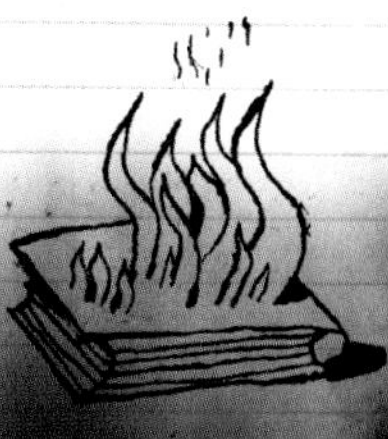

Füllhorn

Die aufmerksame Leserin erinnert sich vielleicht, dass ich die Nachteile eines Penis' erwähnt habe. Wenden wir uns also der Alternative zu. Dildos haben so viele *Vorteile, dass ein paar Ethikkommissionen später der Mann abgeschafft werden könnte. Aber im Ernst: Im Kampf Dildo gegen Penis hat der Dildo einfach die besseren Karten. Nämlich:

I. Zuverlässigkeit. Der Dildo ist allzeit bereit. Alkohol, Haschisch, Untreue, Exzesse machen ihm nichts aus. Er ist treu wie Gold.

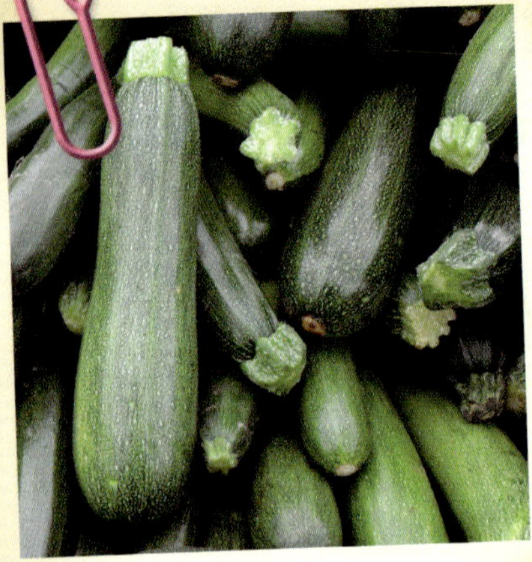

*Vegetarische Alternative (richtig herum verwenden!)

II. Gehorsam. Sie können den Dildo so einsetzen, wie es Ihnen am besten gefällt. Ein Ausrutscher erfordert keinen Notarzt.

III. Hygiene. Sie wissen immer, wo Ihr Dildo zuletzt war.

IV. Abwechslung. Verschiedene Modelle für verschiedene Anlässe, ohne dass die Kandidaten Schlange stehen müssen.

V. Diskretion. Shoppen, Fußpflege, Dankesrede für den Nobelpreis – Ihr Dildo ist immer dabei.

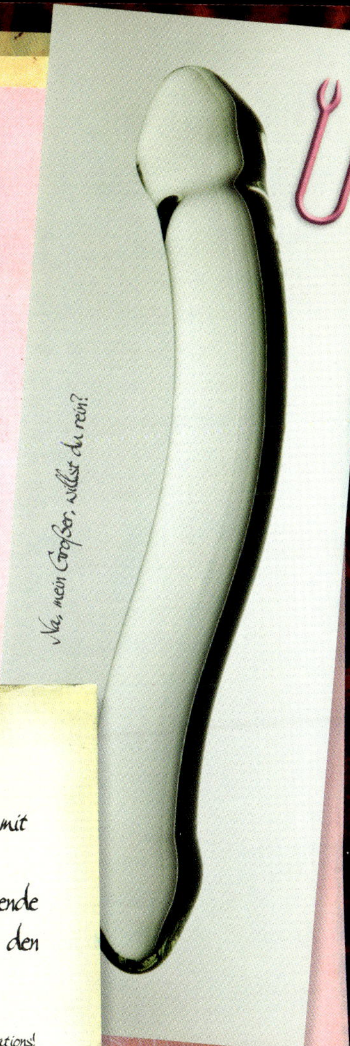

Maßnehmen

Passgenauigkeit ist wichtig. Nehmen Sie mit Karotten Maß. Waschen, kurz erhitzen, Kondom drüber, dann der Test. Die passende halbieren, Durchmesser ermitteln und ab in den nächsten Laden.*

* Besten Dank für den Tipp den Schwestern von Good Vibrations!

Lilith

METALLICA

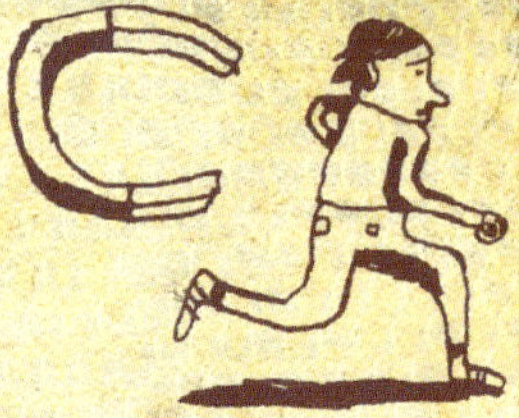

Mir persönlich gefällt das männliche Organ in seiner nackten Pracht am besten, wie Gott es schuf und sicherlich bereute. Es ist handlich, passt gut in alle möglichen Stellen und löst bei der Flughafenkontrolle keinen Alarm aus (außer man ist so gut ausgestattet, dass es aussieht, als schmuggle man Auberginen). Es braucht nur etwas Dressing (Babyöl, Astroglide®, Avocadocreme), sollte aber sonst roh und pur genossen werden. Doch – ach! – die Zeiten ändern sich, wir schreiben das 21. Jahrhundert, und Pimpen ist das Gebot der Stunde. Der Vollständigkeit halber hier also einige männliche Metallica:

Penisring. Übergestreift verhindert er, dass Blut aus dem Prachtkerl zurückfließt, sodass er länger steif bleibt. Am besten einer mit Schloss oder Schnalle, da die fest verschweißten einen Feuerwehreinsatz erfordern, falls man sich verschätzt. Eine neue, tiefere Bedeutung von »mit diesem Ring nehme ich dich ...«. Doch verwechseln Sie nicht Quantität mit Qualität! Die goldene Regel des teuflischen Liebhabers sollte sein: Wichtig ist, was du tust, nicht, was du hast.

Freunde dieser Mode müssen sich vor Magneten in Acht nehmen.

Prinz Albert. Ein Ring zwischen Öffnung der Harnröhre und Unterseite der Eichel. Nein, bitte nicht in Ohnmacht fallen! Der Ring hat eine kleine Kugel, die lustspendend die Klitoris massiert. Sagt man. Um gezielt vorzugehen, müsste der Penis jedoch Augen haben. Egal. Jedenfalls werden Sie nie wieder Ihre Autoschlüssel verlieren.

Apadravya/Ampallang. Ein stabförmiges Piercing quer durch die Eichel, Nord-Süd oder Ost-West. Besonders fromme Christen tragen beides (über Kreuz!), dazu einen Rosenkranz.

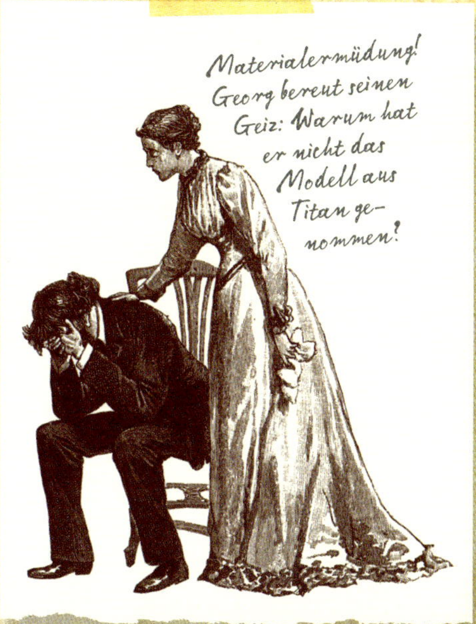
Materialermüdung! Georg bereut seinen Geiz: Warum hat er nicht das Modell aus Titan genommen?

REIZWÄSCHE

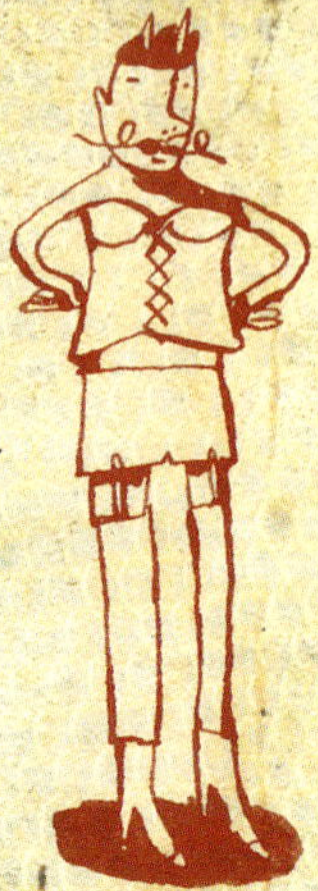

Wenig hebt das Selbstvertrauen so sehr wie ein gut sitzender BH. Schwarze Spitze, vielleicht mit einem Ripsschleifchen zwischen den Dreiviertel-Körbchen, die der Trägerin genug Freiraum lassen, um aufzufallen, ohne gleich verhaftet zu werden. Oder ein seidenes Mieder, Spitzenhöschen aus cremefarbenem Satin, ein pinkfarbener Body mit Federn, ein Chiffonkimono, ein Satinkorsett mit Röckchen aus Organza …

Warum dürfen eigentlich nur Frauen so herrliche Sachen tragen? Wenn sie die Boxershorts ihrer Männer anziehen, regt sich doch auch niemand auf! Aber wenn unsereiner mit Tweedrock im Golfclub erscheint, ist gleich die Hölle los. Ist das fair? Lilith und ihre Schwestern beschweren sich seit Jahrtausenden über mangelnde Sensibilität von uns Männern, für uns zähle nur das Ergebnis und nicht der Weg, wir hätten keinen Kontakt zu unseren Gefühlen etc. (so reden die wirklich!). Langes Grübeln hat ergeben, dass sie damit unsere fantasielose Unterwäsche meinen. Wie kann man mit seinen Gefühlen in Kontakt sein, wenn man grauen Feinripp mit rosa Eingriff trägt, der einmal weiß/rot war? Oder diese engen Badehosen, die alles so einschnüren, als sollte man als DHL-Paket verschickt werden. Männer können nicht immer nur stark und schweigsam sein. Auch wir brauchen Frivolität, Flitter, Spitze und Pailletten. Zeig mir einen Mann in Strapsen, und ich zeige dir einen sensiblen Frauenversteher! Ich bin doch wohl hoffentlich nicht der Einzige, der so denkt?!

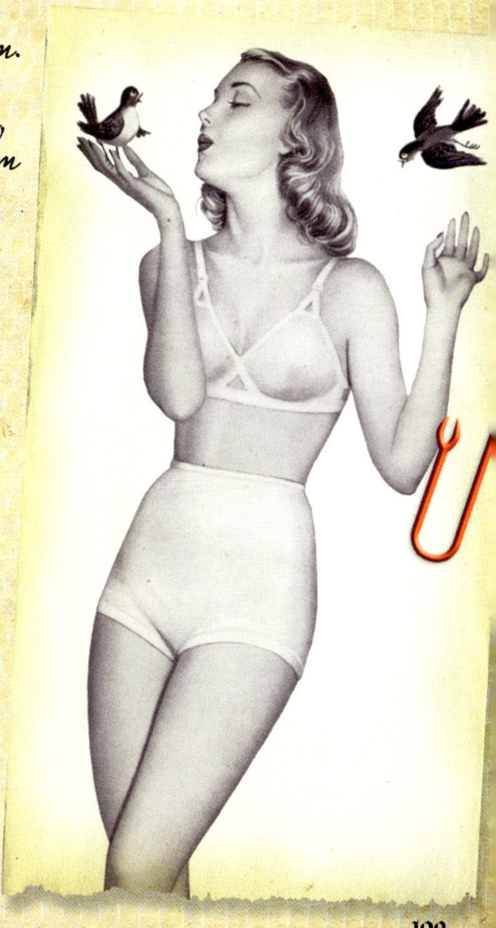

Vögelfreundlicher Look! Und die Bauch-weg-Hose lässt einen in Figur betonter Kleidung eine gute machen.

Gebrumm untenrum

Die technische Entwicklung des 20. Jahrhunderts war erstaunlich und hatte mehr zu bieten als die Mondlandung, Spülmaschinen oder Mobiltelefone. Das absolute Highlight war und ist der Vibrator, er spendet Millionen auf Knopfdruck Freude. Wählen Sie zwischen zwei Modellen: der stabförmige ist länger und vibriert in alle Richtungen, der spiralförmige ist kleiner und arbeitet gezielt. Für beide gilt: Rein damit und los!

Höre ich da Protestgeschrei von Hausfrauen und Esoterikerinnen? Nach dem Motto: Sex soll natürlich und spontan sein, mit technischen Hilfsmitteln verkommt er zu einem kalten, mechanischen Akt. Dann haben Sie so etwas wohl noch nie benutzt, was? Es geht nicht darum, einen Liebhaber durch einen Apparat zu ersetzen. Der Vibrator eröffnet Ihnen zwar eine neue Dimension des Liebeslebens, aber er bringt Ihnen keine Tasse Tee und nimmt Sie nicht in den Arm. Sicher, einen Liebhaber, der sich für ein Gottesgeschenk hält,

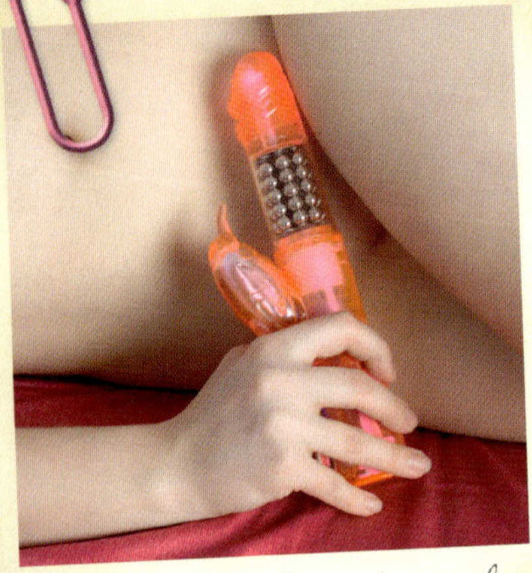

Das Modell meiner Wahl sähe anders aus, aber jede nach ihrer Fasson!

könnten Sie verschrecken, wenn Sie nach einer halben Stunde Kneten und Prokeln zu Ihrem Zauberstab greifen und binnen 30 Sekunden den Gipfel der Lust erklimmen. Aber er ist gut für zwischendurch. Außerdem haben Kerle ja sonst nichts gegen Technik. Essen sie nur Rohkost? Waschen sie sich im Fluss? Gehen Sie immer zu Fuß? Na, bitte!

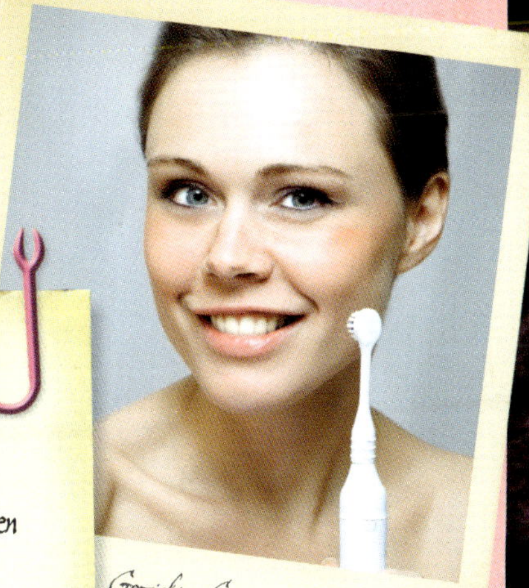

Gezielter Einsatz zaubert auch auf Ihre Lippen ein Lächeln.

Top Tipp

In manchen Gegenden sind Vibratoren – im Gegensatz zu elektrischen Zahnbürsten – gesetzlich verboten. Dort empfiehlt sich also der Kauf von Letzteren. Sie brauchen ja nicht zu sagen, was Sie damit vorhaben.

Lilith

PORN

Da beschlägt doch glatt das Fernglas ...

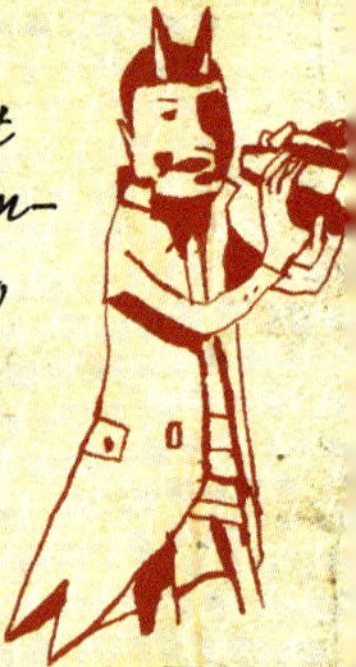

Über Pornografie und Schönheit entscheidet allein der Betrachter. Im antiken Griechenland gab es Statuen mit eregierten Penissen, an denen man die Wäsche einer ganzen Woche hätte aufhängen können. Heute gilt solche Unverblümtheit als pfui. Deshalb mussten Dinge wie Beach Volleyball und Wrestling erfunden werden. Manche fahren auf Uniformen ab, andere auf Springreiten (hmmm ... Pferde!), wieder andere auf Handtaschen. So gut wie alles kann den Reiz vom Auge in den Unterleib leiten.

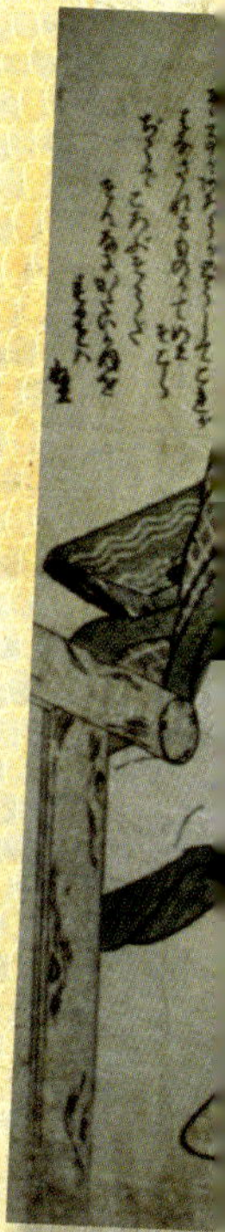

Was als Pornografie gedacht ist (und nicht aus Versehen dazu wird, obwohl es ganz anders geplant war), folgt einem immer gleichen Strickmuster. Sobald man etwas ein paar Mal gesehen und mitgemacht hat, verliert es seinen Reiz. In einem Hotelzimmer mit beigen Wänden funktioniert es sowieso nicht. Außerdem ist das Sexleben von Leuten, die man nicht kennt, uninteressant. Greifen Sie, sofern Sie in einem Wohngebiet leben, lieber zu einem guten Fernglas. Hier unten schaue ich oft Katharina der Großen und ihren Kulaken zu. Eine ganz neue Dimension von Nachbarschaft.

PFERDESTÄRKEN

Wenn Ihr Konkurrent ein Pferd ist, tun Sie mir leid. Ich kenne Frauen, die beim bloßen Anblick ihrer Pferde orgiastisch zucken. Wenn Ihre Gespielin gern ein Tier zwischen den Schenkeln hat, stehen Ihre Chancen nicht gut.

Wo, zum Teufel, hat die Dame ihr zweites Bein?

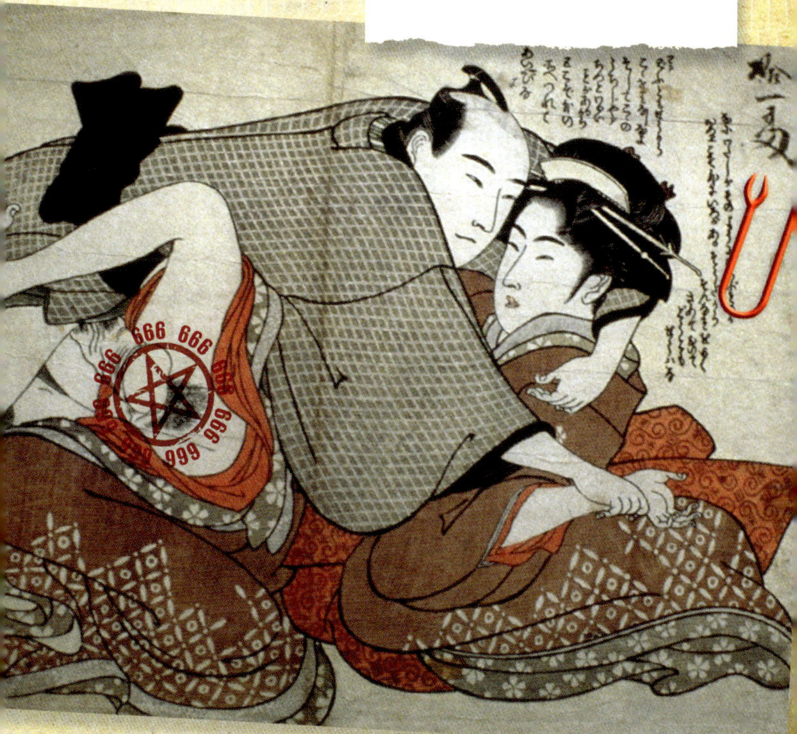

Lachhaft

Sex ist ein intimer Austausch, bei dem die Beteiligten ihre persönlichen Grenzen transzendieren und gemeinsam eine höhere Bewusstseinsebene erleben. Das gilt allerdings nur für das Kerngeschehen. Das Gemache und Getue vorher und hinterher ist eher lächerlich. Akzeptieren Sie das! Wenn Sie die Sache leicht nehmen, macht es nichts, wenn Ihnen im Nahkampf ein Furz entfährt oder jemand vom Bett rutscht. Meiden Sie Sexbücher mit Bildern von Muskelprotzen in athletischen Stellungen, sonst vergeht Ihnen alles. Machen Sie lieber ein paar Spiele. Strip-Schach eignet sich gut. Oder arbeiten Sie mit Fingerfarben. Es macht Spaß, einen Mann zu reiten, zwischen dessen Nippeln die Golden Gate Bridge gespannt ist. Schenken Sie ihm Kondome mit Noppen oder lustigen Gesichtern. Dann sehen Sie gleich, ob er Humor besitzt.

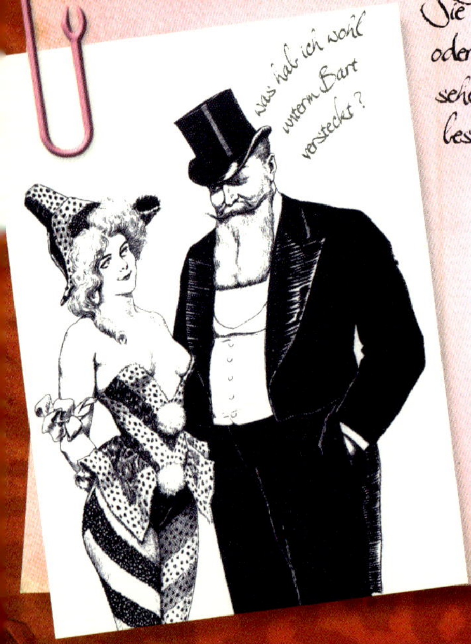

Captain Wentworths Ballonparty wurde erst spät und gegen ihren Willen aus Jane Austens Roman »Überredung« gestrichen.

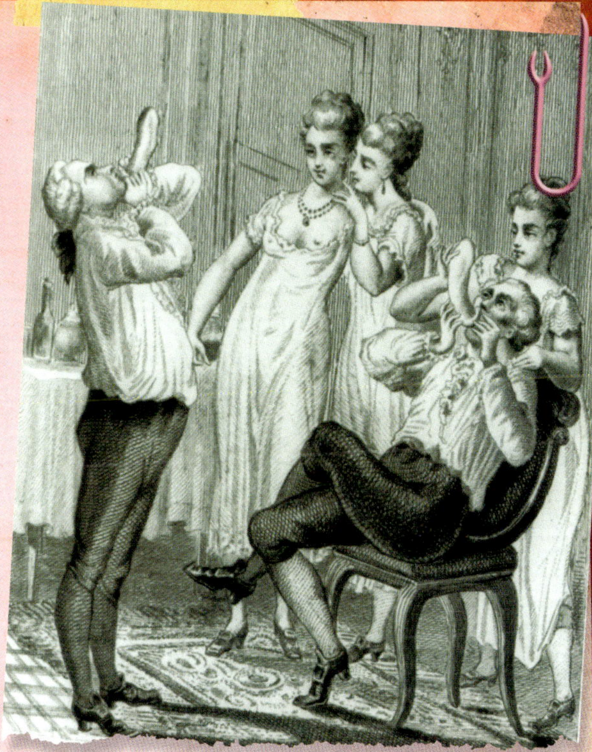

Einen Mann zu finden, der Sex mit Humor nimmt, ist gar nicht so einfach. Die meisten sind davon besessen, Ihnen den besten Sex Ihres Lebens zu verschaffen, eine enorme Belastung. Sollten Sie einen solchen Mann treffen, halten Sie ihn fest und erzählen Ihren Freundinnen nichts von ihm!

Lilith

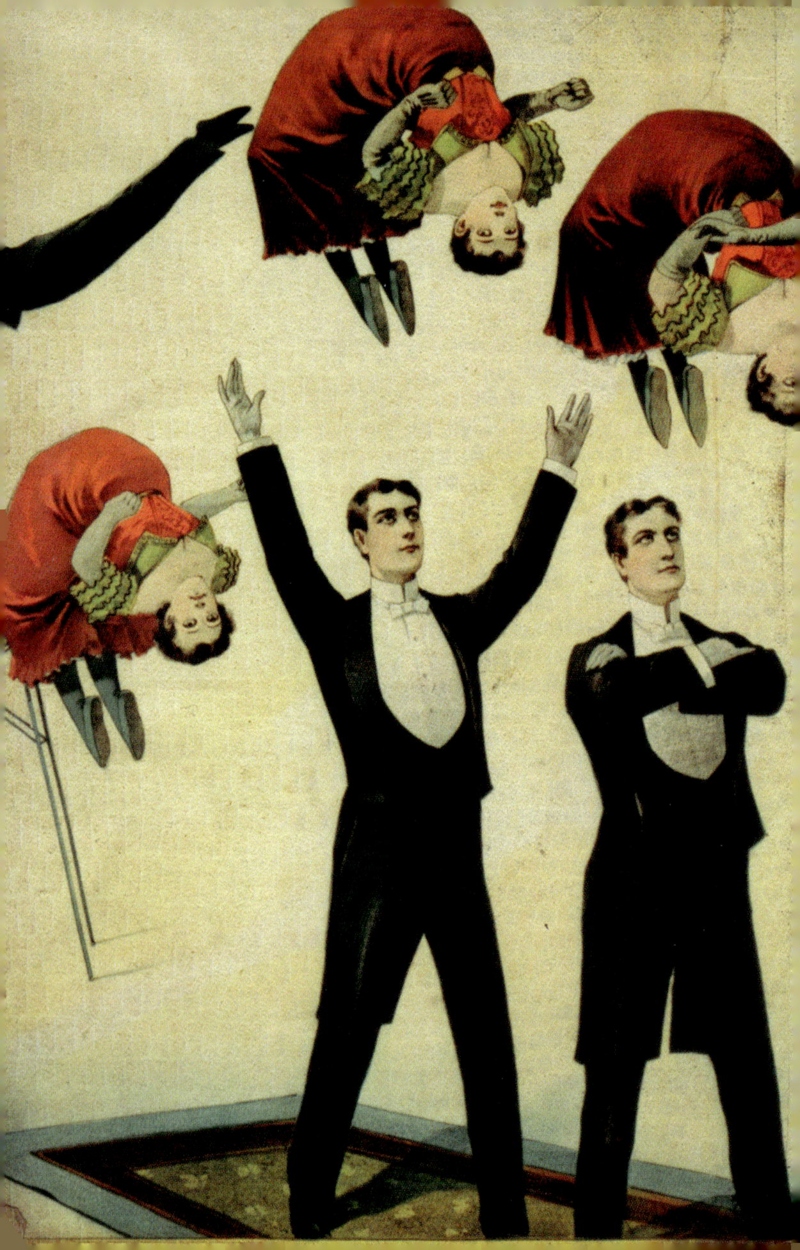

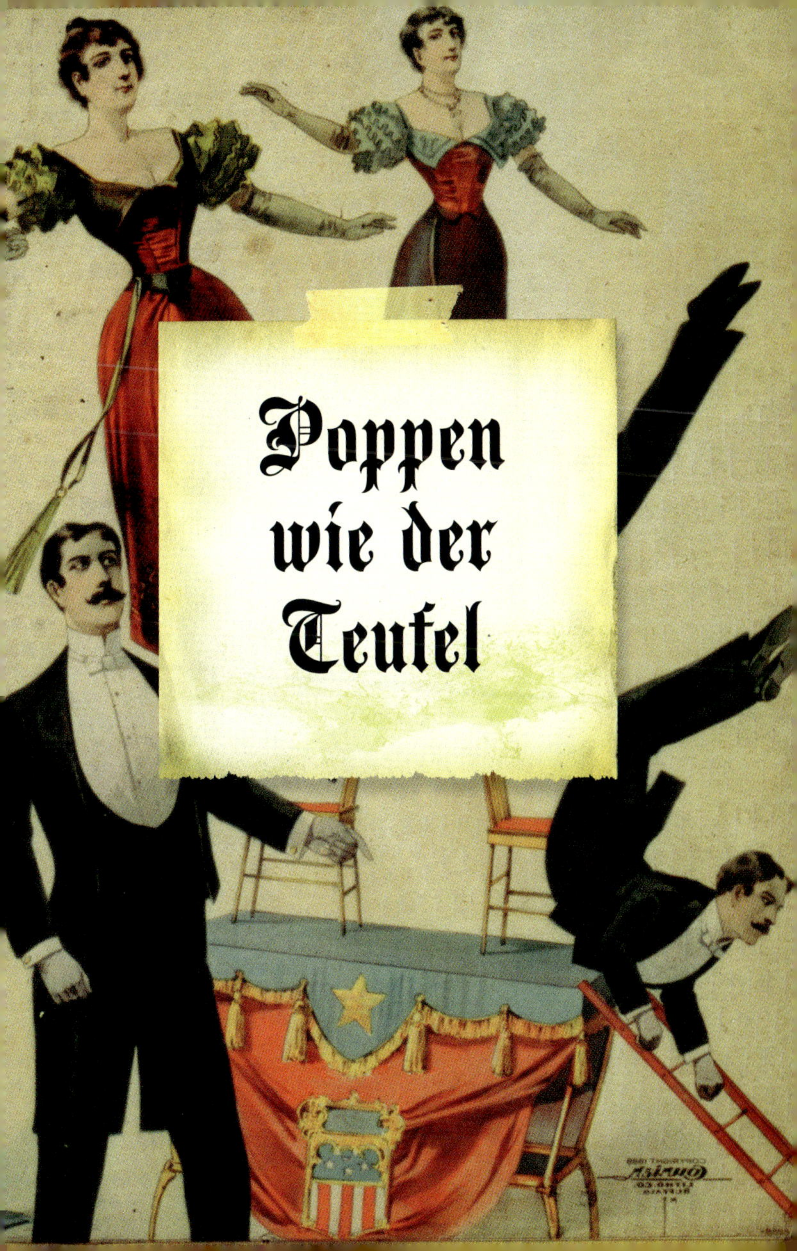
Poppen
wie der
Teufel

STELLUNGNAHME

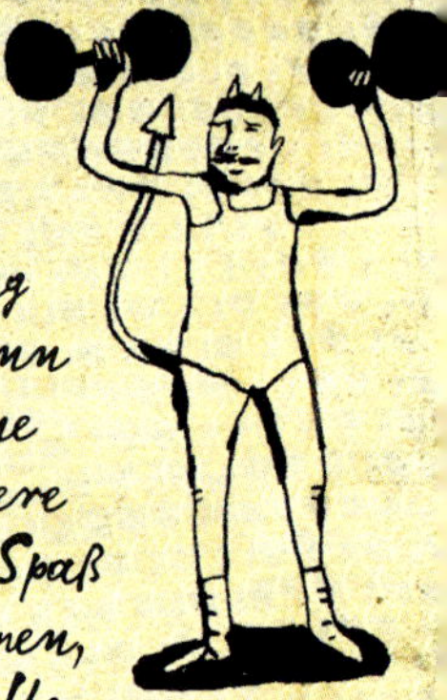

Ob Sie sich bei einer schwierigen Stellung zum Affen machen, wissen Sie erst, wenn Sie's ausprobieren. Mancher pflügt seine Furche auf die immer gleiche Art, andere sind da etwas sportlicher. Solange Sie Spaß haben und möglichst oft zum Zuge kommen, ist es mir komplett egal. Wir haben eine Umfrage über Praktiken und Vorlieben durchgeführt, die Ergebnisse will ich Ihnen nicht vorenthalten. Die Reihenfolge ist willkürlich, aber wir haben Schwierigkeitsgrad und benötigte Hilfsmittel bewertet. Außerdem stellen wir bekannte Persönlichkeiten vor, die typische Befürworter der verschiedenen Stellungen sind. Warum selbst bellen, wenn man Hunde hat? Mit dem Rest dieses Buchs hatte ich schon Arbeit genug.

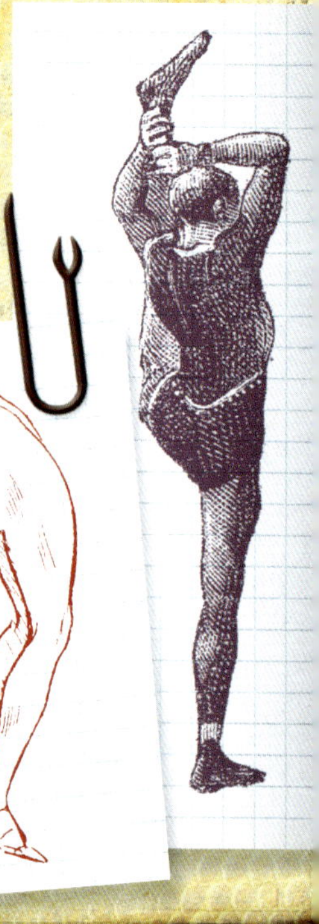

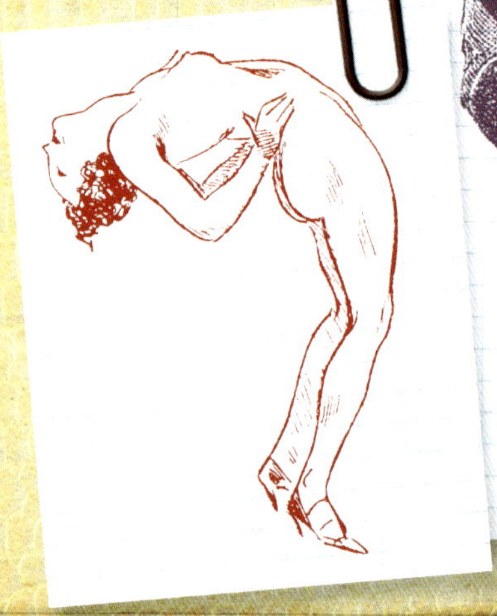

Wir übernehmen keine Haftung, wenn Sie selbst so etwas Halsbrecherisches ausprobieren!

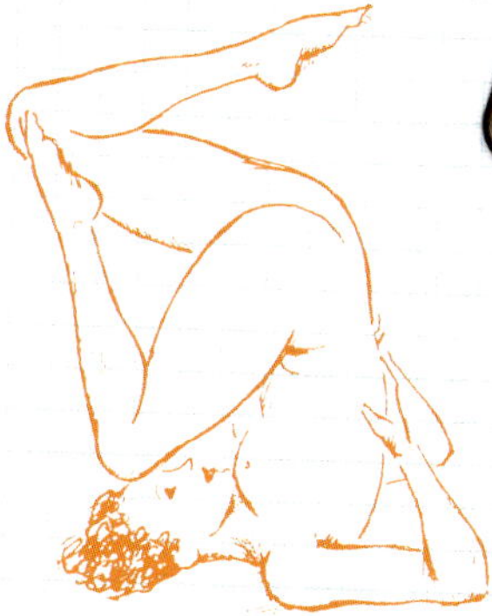

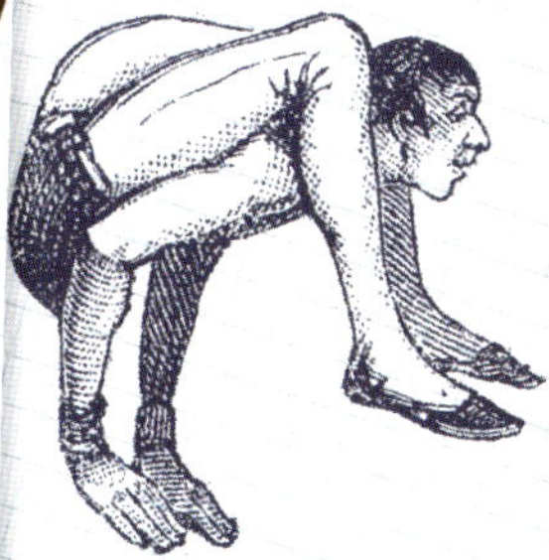

Schwierigkeitsgrad

☆ LEICHT. Man kann's im Schlaf machen. Vielleicht haben Sie's sogar schon getan.

☆☆ NETTE ABWECHSLUNG. Immer noch leicht, aber vielleicht wachen Sie dabei wenigstens auf.

☆☆☆ MITTELSCHWER. Üben Sie vorher mit jemandem, den Sie nicht beeindrucken wollen.

☆☆☆☆ ANSPRUCHSVOLL. Nichts für Menschen mit Herzproblemen (die wir aber gern hier unten begrüßen)

☆☆☆☆☆ PRAKTISCH UNMÖGLICH. Ich glaube nicht, dass jemand es schafft. Falls doch, schicken Sie bitte Fotos!

Hilfsmittel

☆ Adamskostüm reicht
☆☆ Dieses und jenes
☆☆☆ Jede Menge Zeugs

MISSIONAR

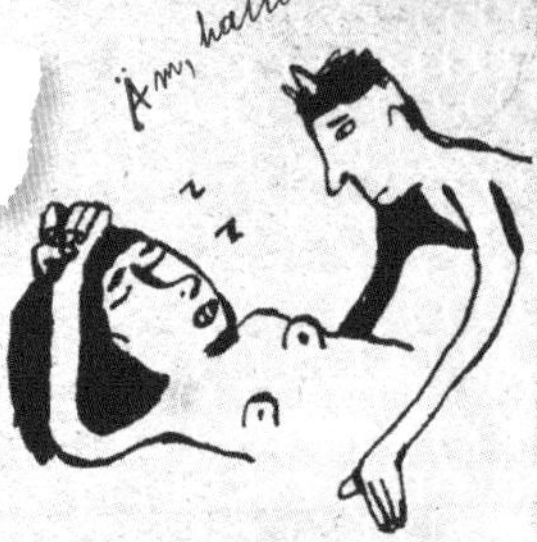

Der Klassiker, den schon Ihre Eltern praktizierten und davor deren Eltern. Wenn Sie DAS nicht abtörnt, ist Ihnen nicht zu helfen. Wahrscheinlich ist es die erste Stellung, die Sie ausprobiert haben, und wie bei so vielem (Zahnpasta, Zeitung) haben Sie sich gedacht: Och, dabei bleib ich. Na gut. Aber ist Ihnen klar, dass es nicht nur um a) reinstecken und b) auf und ab schubbern geht? Zum einen sollte man a) der Frau überlassen, weil sie meist besser weiß, was bei ihr wo sitzt und wann sie so weit ist. Varianten zu b): Sie spreizt die Beine, umschlingt Sie damit oder hebt die Beine an und stützt sie auf Ihre Schultern. Wenn sie gelenkig ist, legt sie sie vielleicht auch in Ihren Nacken. Jedenfalls ändern all diese Varianten Art und Tiefe der Penetration. Bei geschlossenen Beinen können Sie nicht so tief eindringen, aber die Klitoris hat mehr davon. Das erreichen Sie auch, wenn Sie den Körper etwas anheben. Dann sacht vor und zurück, wie ein Metronom. Bloß nicht zu wild, sonst gibt's Penisbruch. Und bitte mit den Armen abstützen! Nicht vergessen: ab und an ein Kuss und das eine oder andere gemurmelte Wort. Wenn die Dame einschläft, sollten Sie aufhören.

SCHWIERIGKEITSGRAD ☆
HILFSMITTEL ☆

Vorbild

JOHN WAYNE, der seit Alamo immer das Gleiche macht.

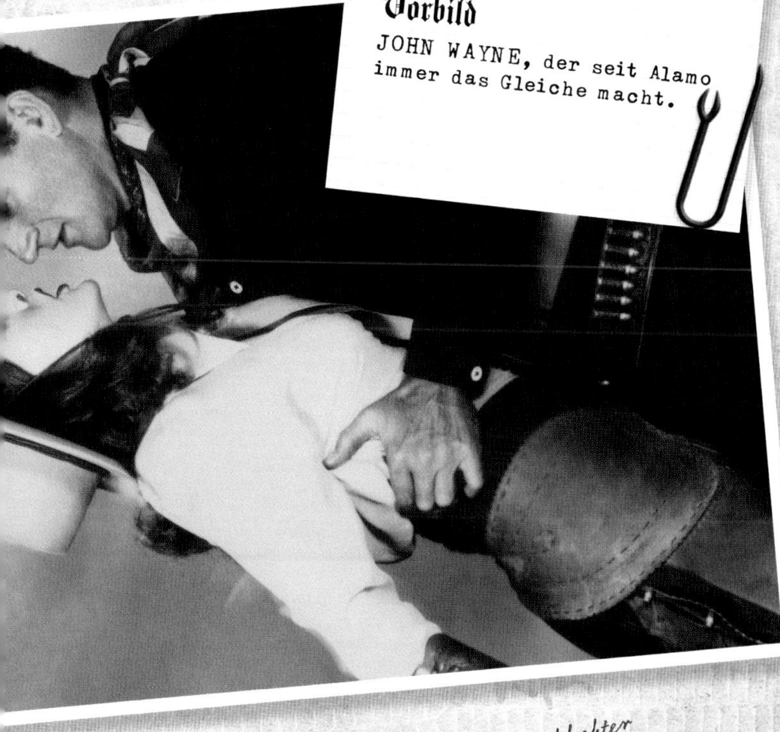

Gaaanz schlechter Stil!

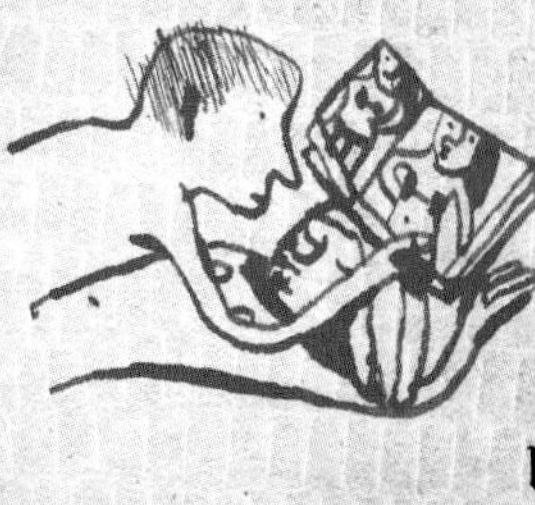

FRAU OBEN

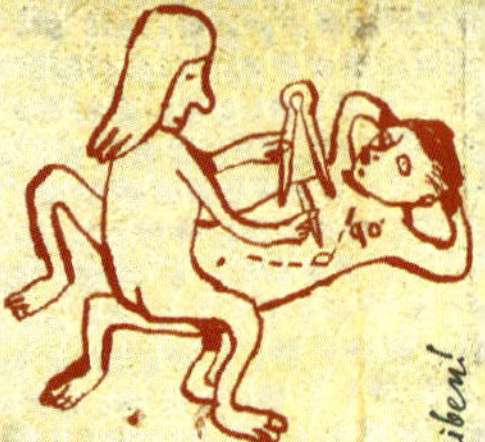

Lassen Sie doch einfach mal jemand anders die Arbeit machen! Auf dem Rücken liegend haben Sie auch eine viel bessere Aussicht. Die Frau kann regulieren, wie tief sie Sie haben will – nicht schlecht, wenn Sie besonders gut bestückt sind. Und sollten Sie schwerer sein, hat sie nicht mit akuten Erstickungsanfällen zu kämpfen. Sie haben die Hände frei für so allerlei, u.a. den Hintern der Frau. Sie wiederum kann sich vorbeugen, sodass Sie ihre Brüste und Nippel küssen können. Wenn sie gerade sitzt, hat sie freie Hand, eine Fingerspitze oder einen Vibrator zum Einsatz zu bringen. Wenn Sie rückwärts auf Ihnen sitzt, können Sie ihr Hinterteil genießen, während sie Ihre Penisaction beobachten kann. Oder sie zupft ein bisschen an Ihren Zehen oder Hoden. Verstehen Sie jetzt, warum Missionare diese Stellung ablehnen?

Immer schön locker bleiben!

Vorsicht bei übereifrigen Partnern: Wenn sie beim Auf und Ab den falschen Winkel wählt, gibt es einen schmerzhaften Knick in Ihrem besten Stück. Das verhindern Sie mit einem Kissen unter Ihrem Becken, dann kann sie vor, zurück und seitwärts rocken und muss nicht die Kolben/Zylinder-Nummer machen.

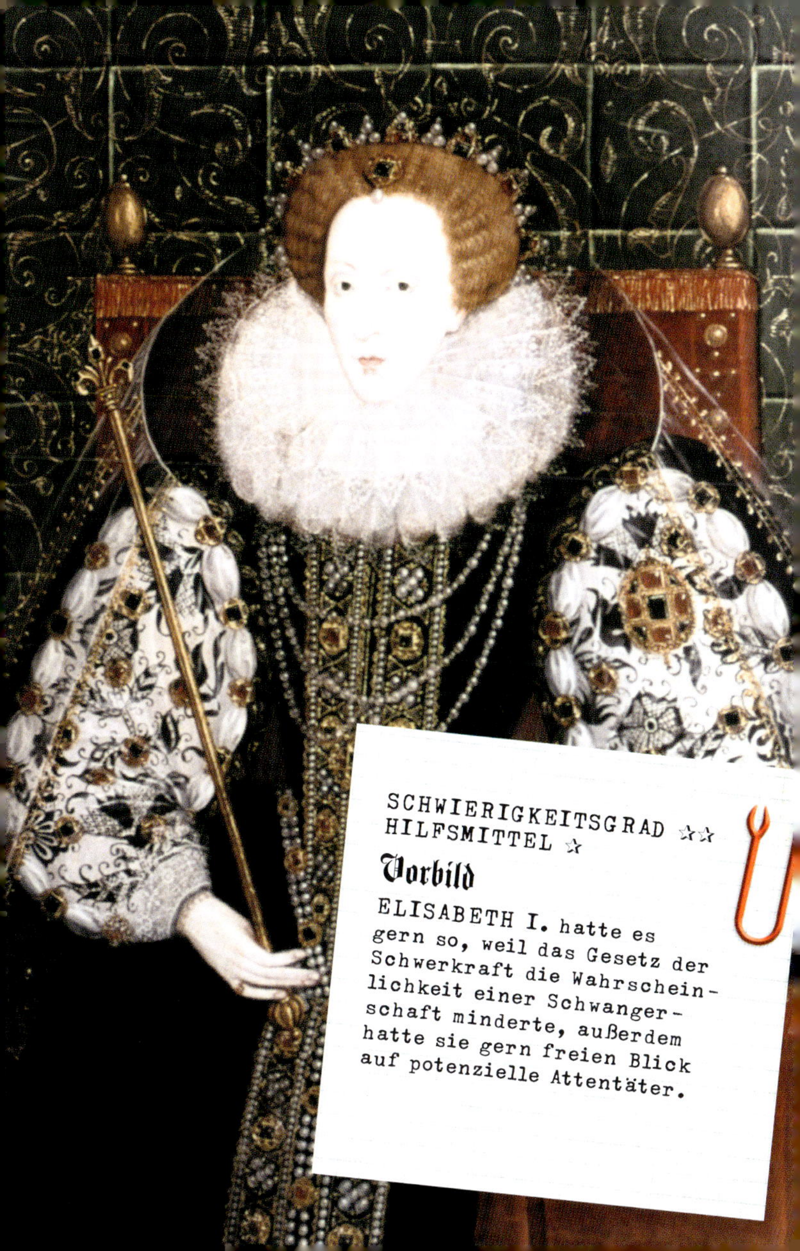

SCHWIERIGKEITSGRAD ☆☆
HILFSMITTEL ☆

Vorbild

ELISABETH I. hatte es gern so, weil das Gesetz der Schwerkraft die Wahrscheinlichkeit einer Schwangerschaft minderte, außerdem hatte sie gern freien Blick auf potenzielle Attentäter.

Löffelchen

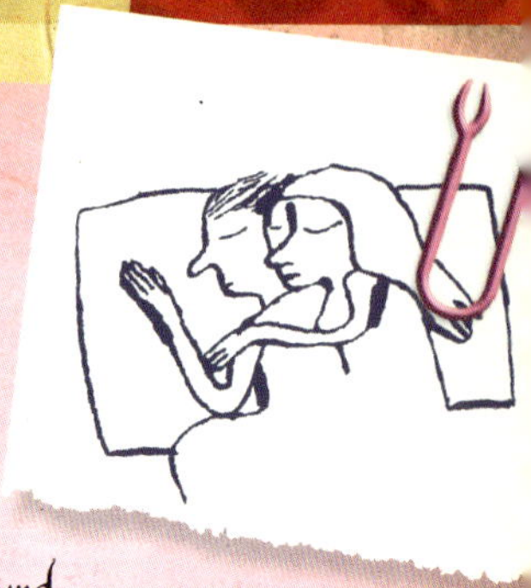

Auf der Seite zu liegen, ist angenehm, wenn man müde ist, ein Holzbein hat, nebenher ein Buch lesen oder CSI Miami sehen möchte. Sie können sich einander zuwenden, mit Ihrem Schenkel über seinem. Oder Ihre Köpfe liegen am Kopf- und Fußende des Betts, und Sie nuckeln zwischendurch an den Zehen (was nicht besonders prickelt, wenn der Partner Hufe hat, aber hey, man kann nicht alles haben). Mit dem Rücken am Bauch des Partners können Sie sich von hinten bedienen lassen, entweder klassisch, oder Sie bewegen sich so vor und zurück, dass sein Penis nur durch Ihre Schamlippen gleitet, ohne einzudringen. Dabei kann er Ihre Brüste befingern und/oder Ihre Klitoris. Eine Stellung ohne viel Geschubse, und niemand kann sich beschweren, dass er wieder mal das Meiste tun muss. Falls Ihre Mutter anruft, können Sie sogar nebenbei telefonieren.

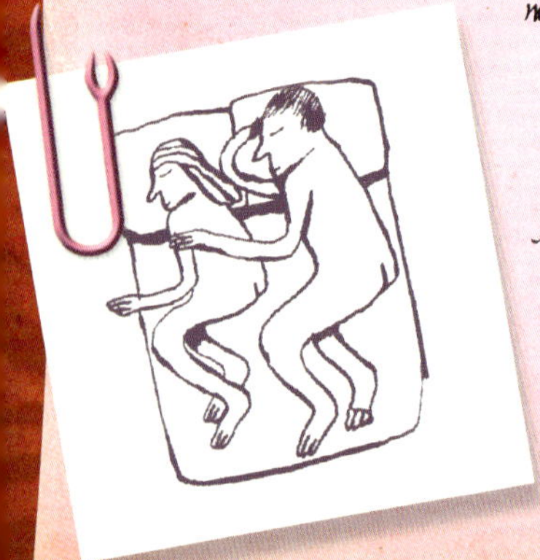

Mit 'nem Löffelchen voller Zucker

Lilith

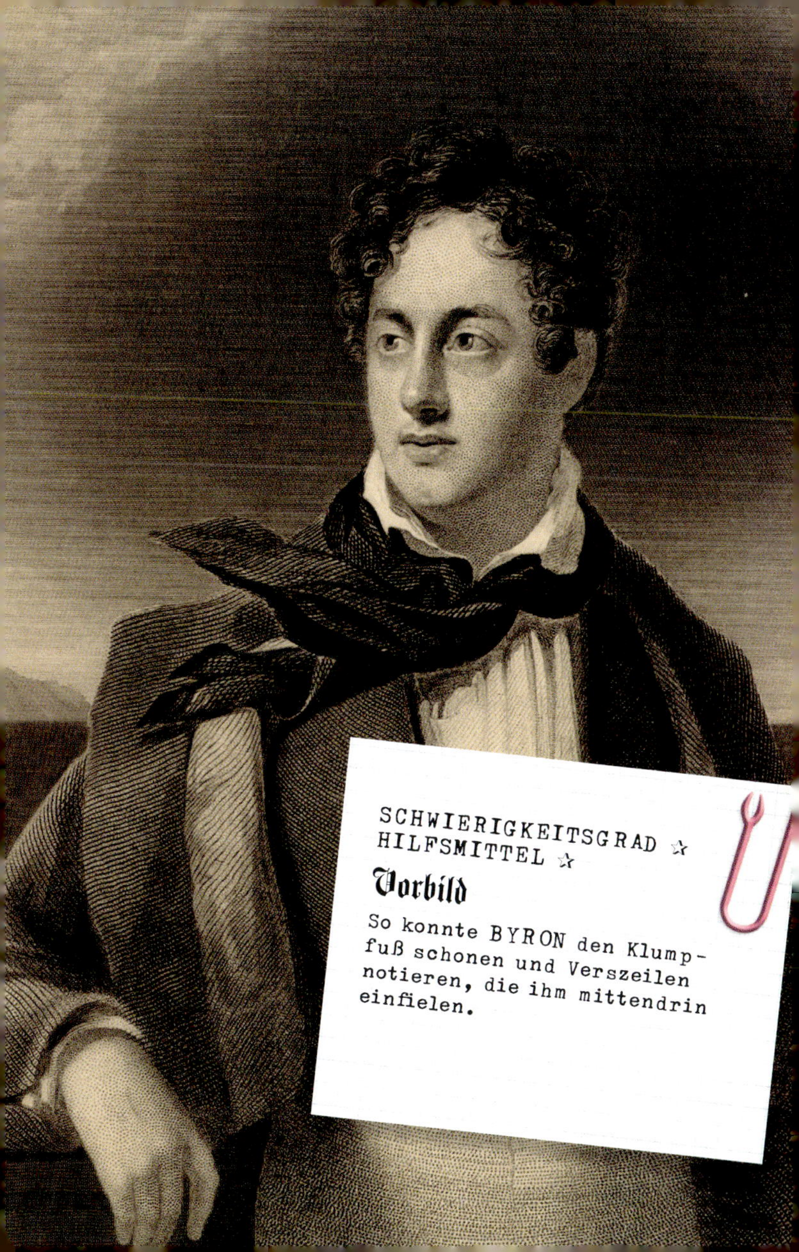

SCHWIERIGKEITSGRAD ☆
HILFSMITTEL ☆

Vorbild

So konnte BYRON den Klumpfuß schonen und Verszeilen notieren, die ihm mittendrin einfielen.

HINTENRUM

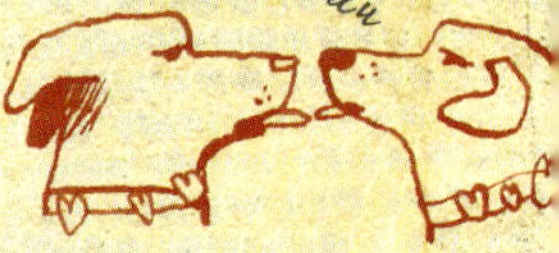

Jemandem von hinten zu kommen, hat etwas Ungehobeltes, Rüpelhaftes, ja Dreckiges, deshalb steht es bei mir hoch im Kurs. Wenn Sie sich dabei nicht wie ein ganzer Kerl fühlen, vergessen Sie's und ziehen lieber wieder bei Mama ein! Wegen der guten Polsterung können Sie kraftvoll zustoßen. Da Sie das Gesicht der Frau nicht sehen, können Sie sich jede beliebige vorstellen (Cate Blanchett, Kate Middleton, Kati Witt) und ihre Hüften dabei so bewegen, wie Sie's gern haben. Die meisten Frauen mögen das. Ihre Brüste hängen herab und sind umso empfindlicher (ein Fingerspitzentriller vielleicht?). Sie hat die Hände frei für ihre Klitoris und Ihren Penis, der hierbei übrigens genauso gebogen ist wie ihre Vagina. Außerdem drücken Sie gegen den G-Punkt. Falls die Dame derweil an den Kerl mit den schmutzigen Fingernägeln denkt, der die Heizung wartet – na und?

Wer das wohl sein mag?

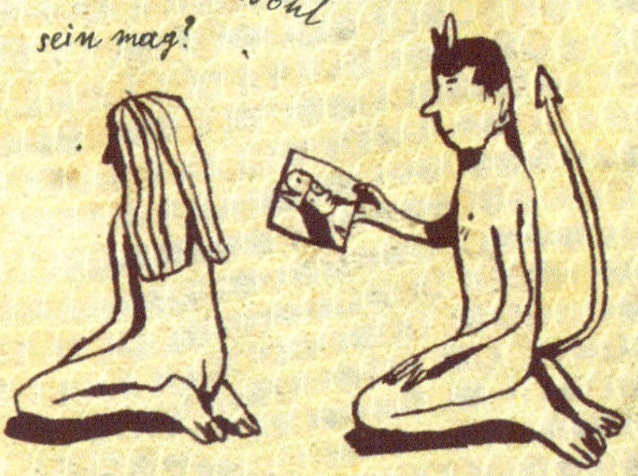

So süße Grübchen

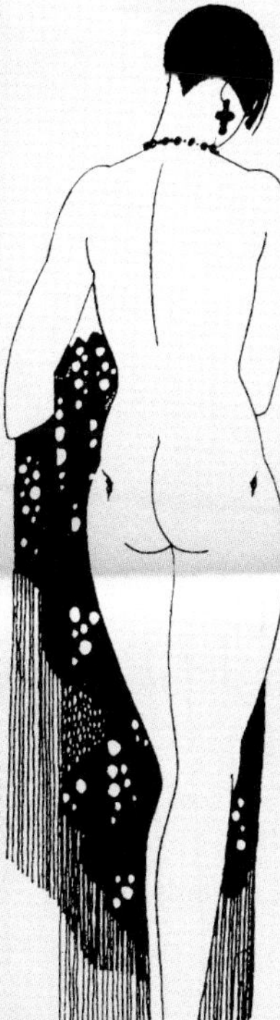

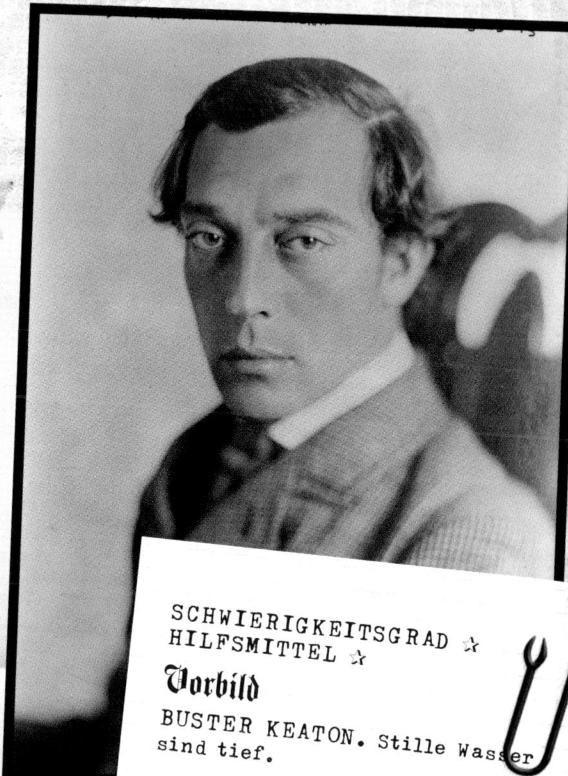

SCHWIERIGKEITSGRAD ☆
HILFSMITTEL ☆

Vorbild

BUSTER KEATON. Stille Wasser sind tief.

STANDFEST

Was für ein Ausblick!

Sex im Stehen hält fit und ist praktisch, wenn man nicht viel Platz oder nichts zum Hinsetzen hat (Telefonzelle, Fahrstuhl, Warteschlange vor der Kinokasse). Es muss ja nicht unbedingt mehr passieren als zartes Anklopfen, so wie damals, als Sie noch keine Vorhänge passend zur Couch kauften. Wenn Sie mehr wollen, müssen Sie sich klarmachen, dass es nur funktioniert, wenn beide etwa gleich groß sind. Außer Sie sind Herkules und es macht Ihnen nichts aus, wenn die Dame an Ihrem Hals hängt und Sie wie ein Affenbaby umklammert.

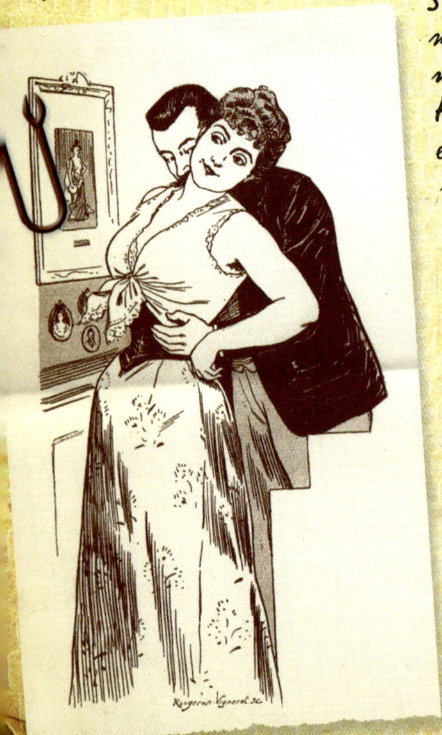

Im Stehen haben Sie volle Kontrolle und können sich so weltmännisch geben, wie Frauen es gern haben (»Nehmen Sie doch Platz, Herr Kommissar!« – »Nein, ich stehe lieber.«). Falls Räuber und Gendarm Ihr Thema ist, können Sie die Nummer »Ge-

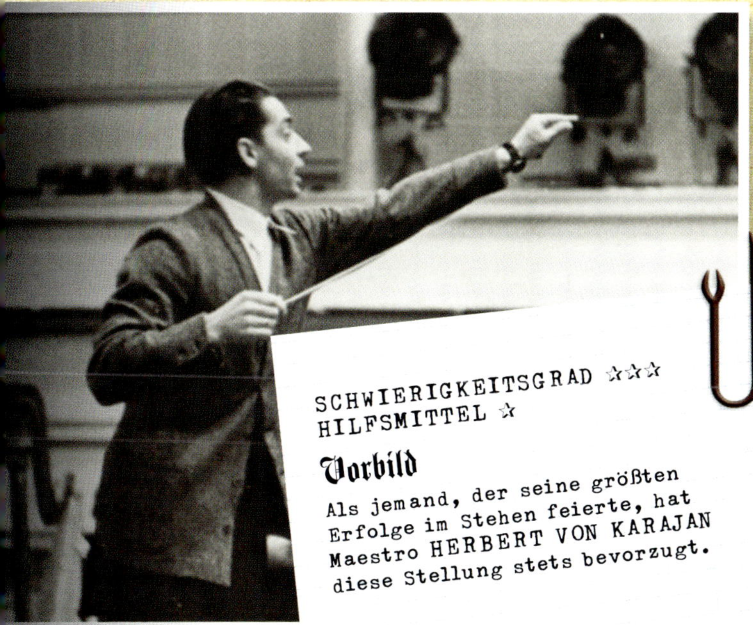

SCHWIERIGKEITSGRAD ☆☆☆
HILFSMITTEL ☆

Vorbild

Als jemand, der seine größten Erfolge im Stehen feierte, hat Maestro HERBERT VON KARAJAN diese Stellung stets bevorzugt.

sicht an die Wand und Beine spreizen!« machen. Sie können dabei Uniform tragen, müssen aber nicht. Sie kann sich aber auch auf den Tisch oder die Kommode stützen. Dabei können Sie sogar ein Bierchen trinken. Teuflisch gut!

Nicht alles glauben, was in Büchern steht!

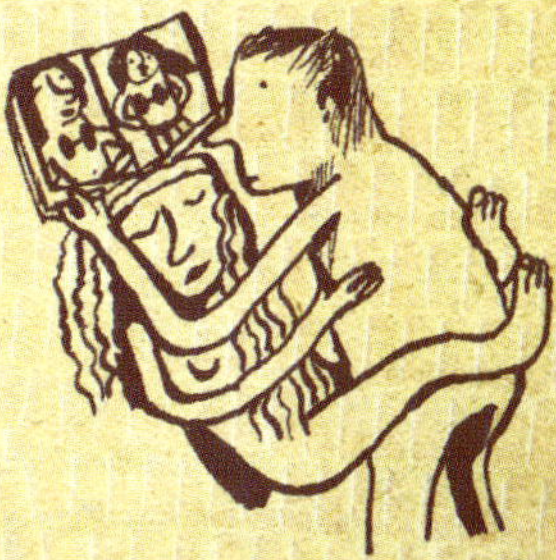

PLATZ NEHMEN

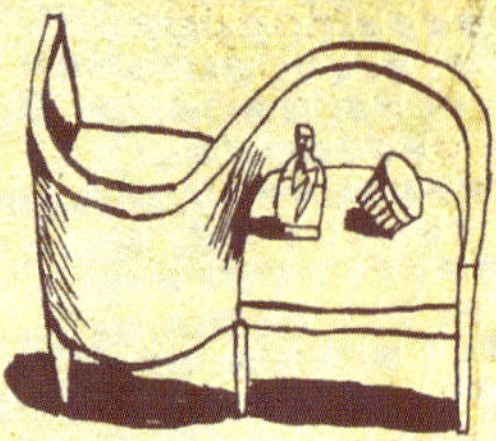

Bei Sex im Sitzen denken Sie bestimmt an eine Bar, in der Stripperinnen auf Männerschößen tanzen, oder an tantrische Transkorporation – je nachdem, ob Sie in Bhutan oder Berlin Urlaub machen. In dieser Position ist nicht viel Action möglich, aber sie ist schön kuschelig, weil Ihr Gesicht am Busen der Frau liegt und ihr langes blondes Haar über Ihre Schultern hängt. Sie setzen sich zuerst, sie lässt sich langsam auf Ihnen nieder, dann schaukeln beide vor und zurück und summen vedische Mantren, bis die Erleuchtung kommt. Ein Stuhl sollte stabil und gut gepolstert sein, ein Korbsessel kann einen interessanten Kick geben, aber ein Ledersofa ist ein No Go, weil es ein teuflischer Job ist, hinterher die Ritzen sauber zu machen

Gut gepolsterte Damen sind eine Wucht.

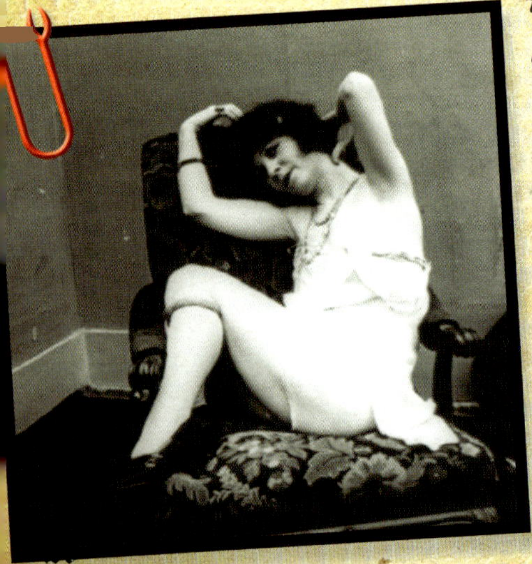

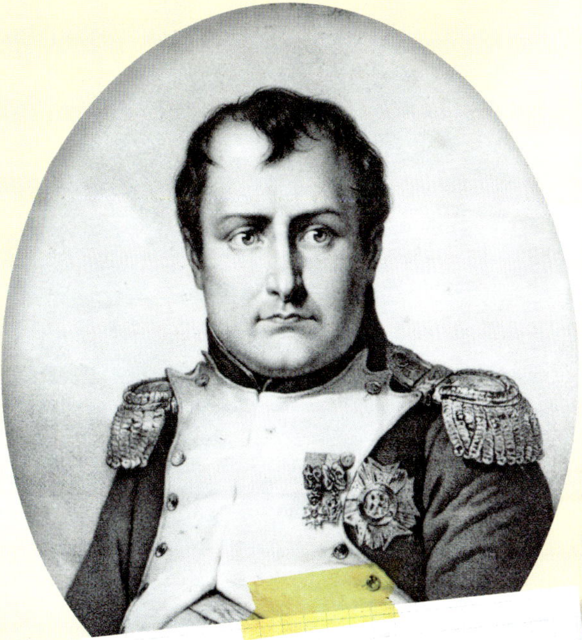

SCHWIERIGKEITSGRAD ☆☆
HILFSMITTEL ☆☆

Vorbild

Man kann schwer abschätzen, wie groß jemand ist, der sitzt. Deswegen gehörte NAPOLEON zu den Großen der Geschichte, die diese Stellung bevorzugten.

Schön feucht

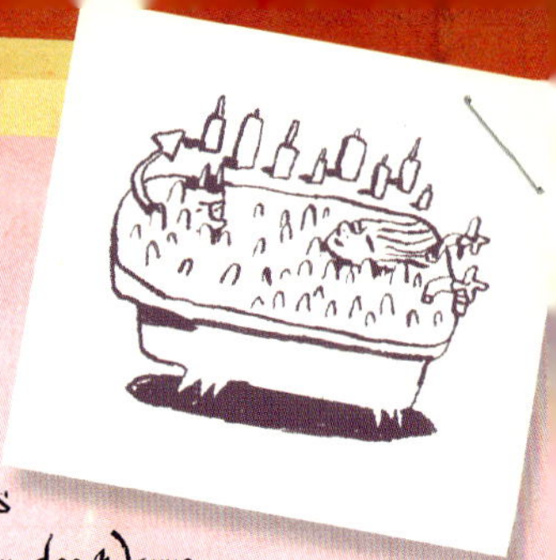

Zusammen ein Bad zu nehmen, dient nicht unbedingt nur der Sauberkeit, obwohl auch die profitiert, wenn Ihr Liebster als Gegenleistung für ein feuchtes Vergnügen von jetzt an den Dreckrand von der Wanne wischt, den er bei seinem monatlichen Bad hinterlässt. Aber denken Sie daran, dass Wasser den Körper austrocknet (kleiner Scherz des Allmächtigten). Also halten Sie Gleitcreme bereit (keine Seife, egal, was die Kirche sagt!).

Wer Wasser liebt, kann es sich auch im Pool schön machen. Meine schwereren Schwestern lieben die Leichtigkeit ihres Körpers und dass ihre Partner sie im Wasser mühelos in Position bringen können. Festhalten am Beckenrand, und los geht's. Oder die Arme auf ein

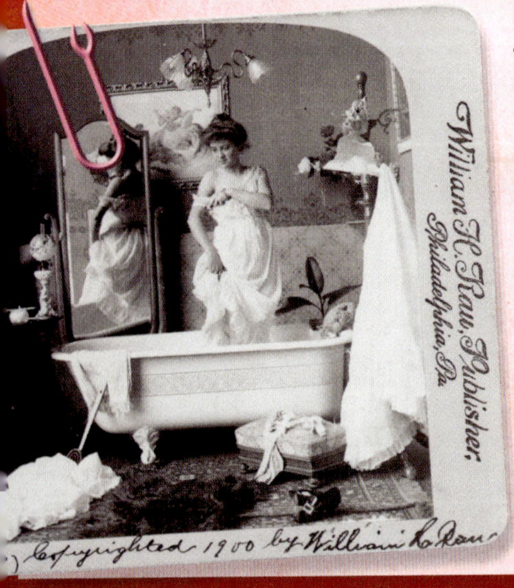

Ziehen Sie sich vor dem Bad lieber aus.

Floß gestützt, und der Partner übernimmt das Steuer. Falls Sie kein Fan von Gummi, Reißverschlüssen und Luftmangel sind, überlassen Sie den Unterwassersex aber lieber den Fischen.

Lilith

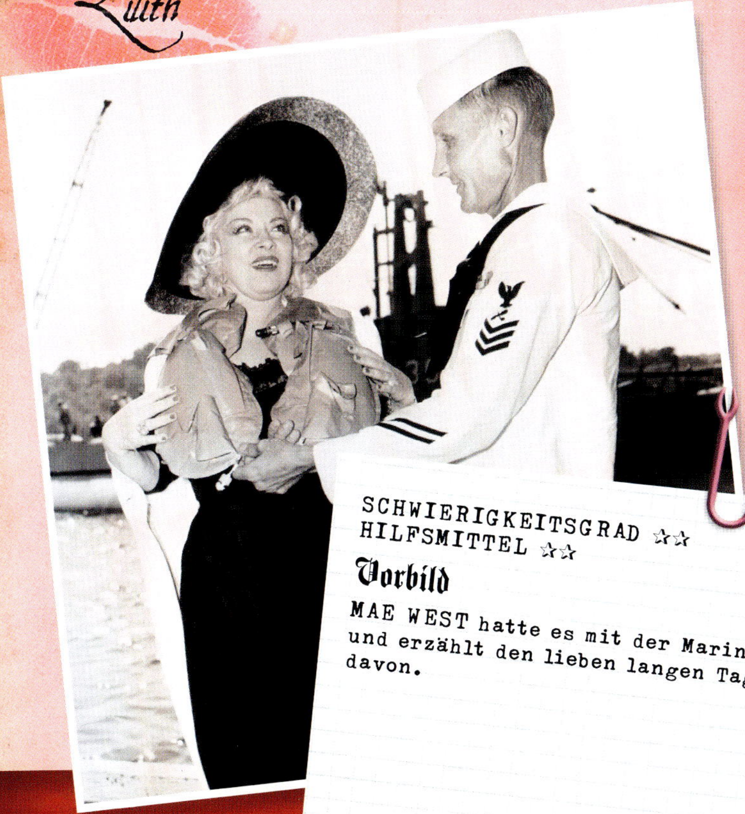

SCHWIERIGKEITSGRAD ☆☆
HILFSMITTEL ☆☆

Vorbild

MAE WEST hatte es mit der Marine und erzählt den lieben langen Tag davon.

MAIKÄFER FLIEG

Sex in der Luft ist nicht nur was für Vögel, obwohl Hohlknochen und Flügel natürlich hilfreich sind. Falls Sie also nicht extrem untergewichtig sind, müssen wir uns was anderes überlegen.

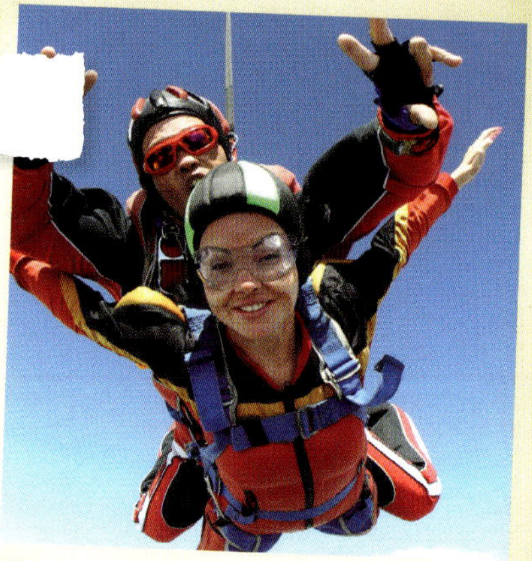

Ein Loblied auf den Klettverschluss!

I. Hängematte. Kuscheln in der Hängematte hat etwas von der Geborgenheit im Mutterleib. Es ist heiß und feucht, und wenn man fertig ist, zittert und bebt alles wie eine Wehe, die einen hinauskatapultieren kann.

II. Fallschirm. Schon 9 Sekunden nach dem Absprung erreicht man eine Geschwindigkeit von 200 kmh, und dann hat man im freien Fall ungefähr eine Minute, um das Werk zu vollenden. Deswegen empfehle ich in diesem – und nur in diesem – Fall, schon vorher für ein hohes Maß an Erregung zu sorgen, sonst fliegt Ihnen die Zeit davon.

III. Raumstation.

Das ideale Geschenk für den Mann, der schon alles hat. Aber machen Sie vorher lieber Ihr Testament.

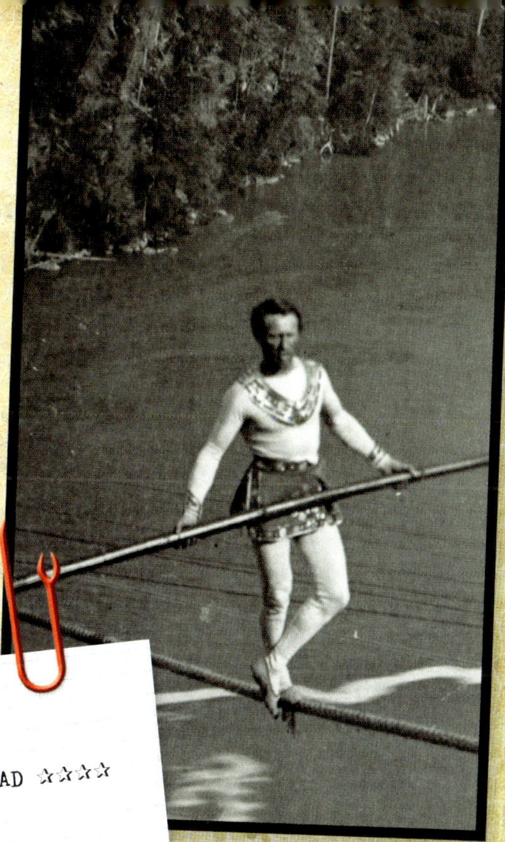

SCHWIERIGKEITSGRAD ☆☆☆☆
HILFSMITTEL ☆☆☆

Vorbild

M. CHARLES BLONDIN brachte uns drauf. Sehr inspirierend, sein Hochseilakt überm Wasser.

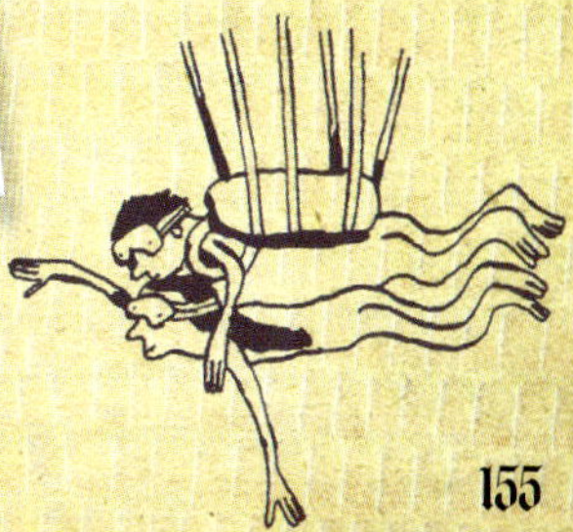

Haben Sie nur einen Fallschirm, müssen Sie in den Clinch gehen.

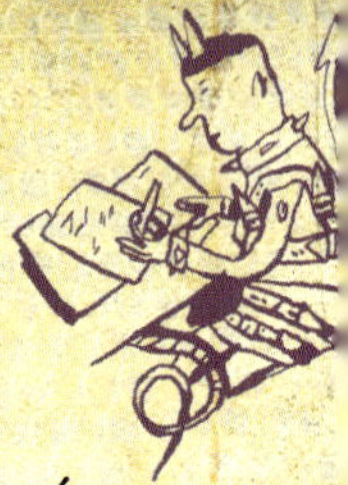

LESERBRIEFE

Wir freuen uns immer, wenn wir Ratsuchenden (zu den üblichen Konditionen) helfen können. Im Zeitalter des Internets ist die Kontaktaufnahme ja denkbar einfach. Besuchen Sie unsere Website, LilithandLucifer.com, und stellen Sie Ihre Fragen. Hier einige Beispiele, wie wir Menschen über die Jahrtausende weitergeholfen haben:

Lieber Mr. Ruskin,

es stimmt, dass Frauen Schamhaar haben. Es ist schwer zu modellieren, deswegen haben Sie es wahrscheinlich noch nicht gesehen. Wirklich schade, dass Sie 200 Jahre zu früh geboren wurden, um von der aktuellen Enthaarungswelle zu profitieren. Malen und wandern Sie einfach weiter!

Beste Grüße

L&L

Signore Borgia,

wir finden, dass Ihr Sexualtrieb Sie nicht davon abhalten sollte, Papst zu werden. Lassen Sie sich nicht von Spießern kleinkriegen, die der Kirche schon genug geschadet haben! Gern beteiligen wir uns an Ihrer Wahlkampffinanzierung, und wir freuen uns, dass die kleine Lucrezia und Klein-Cesare sich so gut machen.

Beste Grüße,

L&L

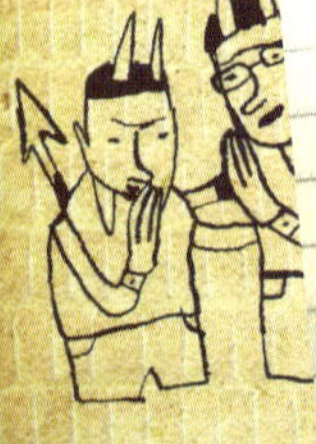

Liebes Fräulein Braun,

die unorthodoxe Physiognomie Ihres Verlobten wird die Freuden Ihrer Hochzeitsnacht bestimmt nicht schmälern. Angesichts des Durcheinanders, das momentan bei Ihnen herrscht, spielt das echt keine Rolle. Sie sollten ihn allerdings dazu bewegen, sein scheußliches Bärtchen zu rasieren.

Beste Grüße,

L&L

Liebe Frau Bach,

vielleicht versuchen Sie es mal mit einem Essigschwamm (vorsichtig einführen!), oder Sie vernachlässigen die Intimhygiene für ein, zwei Wochen, um Ihren Gatten abzutörnen. Selten kommt uns jemand unter, der so versessen aufs Orgeln ist!

Beste Grüße,

L&L

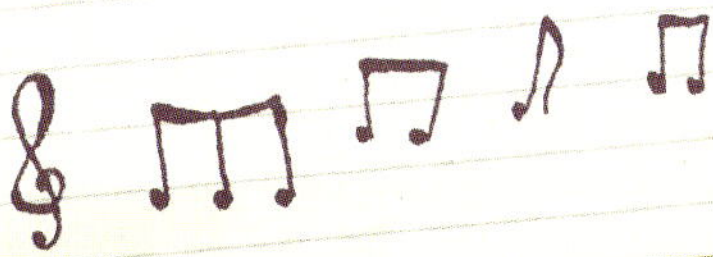

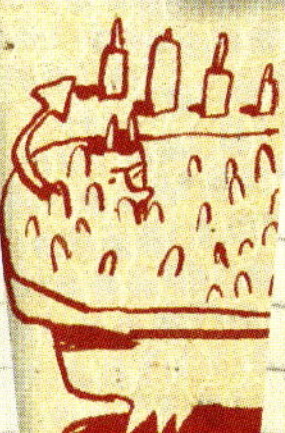

Lieber Mr. Lawrence,

danke für Ihre Postkarte. Eine heiße Gegend, wie's scheint, mit ansehnlichen Kerlen. Nun zu Ihrer Frage: Birke ist das geeignetste Material für Ihre Zwecke. Wässern Sie sie vorher gründlich, damit sie geschmeidig ist und nicht zu früh bricht.

Beste Grüße,

L&L

BUCHTIPPS

Ich habe zu viel zu tun, um mich noch länger mit diesem Werk aufzuhalten, deshalb verweise ich Sie hier auf andere Informationsquellen für höllisch guten Sex. Manches davon ist mir persönlich viel zu trocken, aber ihr armen Würstchen braucht nun mal jede nur mögliche Hilfe.

BÜCHER

BEST HOT SEX: Die aufregendsten Stellungen mit über 150 Farbfotos, Richard Emerson (Bassermann, 2006)

SEX – ALLES, WAS LUST MACHT: Verführung, Stellungen, Spielarten ... eben alles, Emma Tylor (Dorling Kindersley, 2008)

ALLE TUN ES: Dem Partner vermitteln, was man gern hat, Joan E. Lloyd (Heyne, 1996)

LIEBESSPIELE – 269 TIPPS, TRICKS UND HEISSE QUICKIES: Sinnliches zum Nach- und Mitmachen, Hugh de Beer (Goldmann, 2007)

SEX VIBRATIONS: 50 heiße Stellungen mit gründlichen Erklärungen zu Gefühl und Technik, Lola Rawlins (Bassermann, 2008)

PERFECT SEX: Aufregend, einfühlsam, nützlich, Anne Hooper (Dorling Kindersley, 2005)

WILD SEX – KAMASUTRA LIEBESSTELLUNGEN FÜR SIE UND IHN, 2 BDE.: Neues, auch für Könner, Anne Hooper (Dorling Kindersaley, 2006)

FASS MICH AN! EROTISCHE MASSAGEN VON KOPF BIS FUSS FÜR SIE UND IHN: Angeblich mit Orgasmusgarantie, Jaiya u. Jon Hanauer (Goldmann, 2010)

ABSOLUT SEX: Praktikables für Paare u. Singles, inkl. Männer um den Verstand bringen, Anne West (Droemer + Knauer, 2009)

DER SEX-GUIDE FÜR FRECHE FRAUEN: Von Verführung bis Spielzeug, lustig wie der Sex selber, Flic Everett (mvg, 2005)

WEBSEITEN

WWW.69SEXUALPOSITIONS.COM – 69 Stellungen für Paare sowie das komplette Kamasutra online

WWW.ADULTSEXED.ORG – Onlineberatung rund um den Sex

WWW.BETTYDODSON.COM – Masturbation, Erotiktipps, Leitfaden für diverse Spielarten des Sex

WWW.CLITICAL.COM – für autonome Schwestern (aber auch Männer können hier was lernen)

WWW.EROTICA-READERS.COM – für Leser und Verfasser von Erotika, erotische Belletristik, Kritiken und weiterführende Links

WWW.GOODVIBES.COM – Sexspielzeug, Bücher, Videos und Sexualerziehung

WWW.JACKINWORLD.COM – alles, was Sie über den Handbetrieb wissen sollten

WWW.LOVINGYOU.COM – gute Ideen für Neues und Schönes

WWW.MINOU.COM/ADULTSEXUALITY/INDEX.HTM – Tipps zur Erweiterung Ihres Repertoires

WWW.SATINSLIPPERS.COM – Erotika, Bücher, Sexspielzeug, Einkauf, Beratung und Diskussionsforen

WWW.SCREAMMYNAME.COM – Sextipps, neue Stellungen, neue Witze

DANKSAGUNG

Nach 30 000 Jahren ausschweifenden Lebens wäre es ungerecht, bestimmte Gespielinnen hervorzuheben und andere unerwähnt zu lassen (die meisten kannte ich ohnehin nicht namentlich). Zwei Ausnahmen möchte ich jedoch machen. Da wäre zunächst die liebreizende Lilith, eine Handlangerin vor dem Herrn. Nicht nur dieses Buch profitiert von ihren Beiträgen, die mir viel Schreibkram erspart haben. Die andere ist Goldauge Heidi. Ihre putzige Art, jedes Blatt gierig aufzufuttern, das mir beim Schreiben auf den Boden gefallen ist, hat mir die elende Arbeit an diesem Buch versüßt.

AKG Images/Voller Ernst: 104, 118. Alamy/Moviestore collection Ltd: 77. Art Archive/Culver Pictures: 27R. Bundesarchiv, Bild 183-R92264/CC-BY-SA: 149. Corbis/Bettmann: 61, 153; Blue Lantern Studio: 117; Stapleton Collection: 87; Sunset Boulevard: 141. Fotolia/Yuri Arcurs: 65; Friday: 111TL; Germanskydive110: 154; Polina Nefidova: 131; PackShot: 124; Bill Perry: 102; Jason Stitt: 51; Dušan Zidar: 40. Getty Images/William England: 155; Screen Collection/Hulton Archive: 2, 121; Graham Wiltshire: 21. iStockphoto/Papacito: 125. Jupiterimages Corporation: 25R, 25L. Kobal Collection/20th Century Fox/Reisfeld, Bert: 12. Library of Congress, Washington D.C.: 13BR, 26R, 27L, 28, 32, 36, 39, 48, 50, 55, 57, 66, 79, 93, 99, 107, 108, 111B, 115, 122, 135, 136, 147, 150, 151, 152. Mary Evans Picture Library/APL: 63. Thinkstock: 111TR; Brand X Pictures: 83, 84, 95; Getty Images/photos.com: 9, 26L, 31, 143, 145; iStockphoto: 101, 130. Veer/Ocean Photography: 14, 97.